DU TRAITEMENT

DE

LA BLENNORRHAGIE

CONSIDÉRÉE COMME AFFECTION PARASITAIRE

PAR LES

Injections au Bichlorure de mercure à 1/20.000e

PAR

Georges CHAMERON
Docteur en médecine de la Faculté de Paris.

PARIS
A. PARENT, IMPRIMEUR DE LA FACULTÉ DE MÉDECINE
A. DAVY, successeur
52, RUE MADAME, ET RUE MONSIEUR-LE-PRINCE, 14.

1884

DU TRAITEMENT

DE

LA BLENNORRHAGIE

CONSIDÉRÉE COMME AFFECTION PARASITAIRE

PAR LES

Injections au Bichlorure de mercure à 1/20.000e

PAR

Georges CHAMERON
Docteur en médecine de la Faculté de Paris.

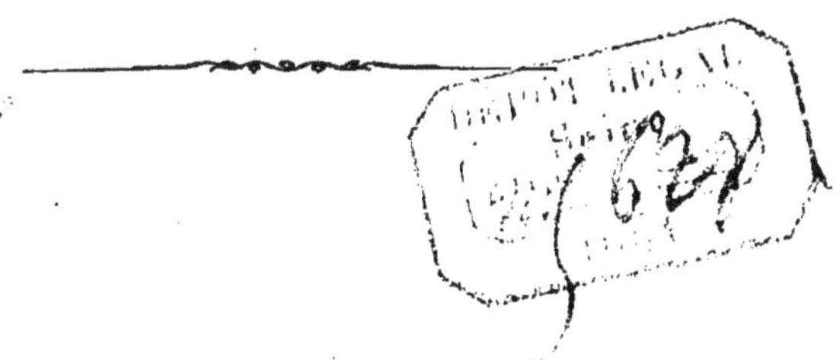

PARIS
A. PARENT, IMPRIMEUR DE LA FACULTÉ DE MÉDECINE
A. DAVY, successeur
52, RUE MADAME, ET RUE MONSIEUR-LE-PRINCE, 14.

1884

DU TRAITEMENT

DE

LA BLENNORRHAGIE

CONSIDÉRÉE

COMME AFFECTION PARASITAIRE

PAR LES

Injections au bichlorure de mercure à 1/20.000e

INTRODUCTION.

Nous nous sommes proposé en écrivant les lignes qui suivent de faire connaître un mode de traitement que nous avons expérimenté récemment à l'hôpital du Midi. Ce sont les excellents résultats qu'il a fournis entre les mains des praticiens allemands qui l'ont conseillé d'abord, qui nous ont encouragé à en faire l'essai.

Cette médication est basée sur la théorie parasitaire

de la chaudepisse. C'est pour cette raison que nous avons consacré la première partie de notre thèse à l'exposé des recherches récentes, qui permettent de considérer le gonococcus comme l'agent essentiel de a blennorrhagie, et comme caractérisant nettement la forme virulente de cette affection.

Nous ne saurions trop remercier M. le docteur Constantin Paul des nombreux conseils ainsi que des excellents documents qu'il nous a donnés pour l'exécution de notre travail.

Que MM. les docteurs Horteloup et Mauriac, qui ont eu l'obligeance de nous confier des malades, nous permettent de leur en témoigner toute notre gratitude.

Nous prions M. le professeur Laboulbène de recevoir l'expression de notre profonde reconnaissance pour l'honneur qu'il nous a fait en acceptant la présidence de notre thèse inaugurale.

HISTORIQUE.

§ I.

Les auteurs qui considèrent la blennorrhagie comme une affection virulente recherchent depuis longtemps déjà l'agent spécifique de cette maladie. Donné, en 1844, a constaté dans le pus d'une vaginite blennorrhagique la présence de parasites tels que le trichomonas vaginalis, le vibrio linolea. En 1863, Jousseaume parle dans sa thèse d'un parasite végétal, le genitalia, qu'il avait vu dans le pus de la blennorrhagie. Il le décrit ainsi :

« C'est une algue constituée par de très longs filaments, de $0^{mm},010$ à 0,020 d'épaisseur, presque toujours courbés en arc plus ou moins ouvert. Cette courbure peut s'exagérer jusqu'à permettre l'entrecroisement de leurs extrémités ; d'autres fois, au lieu de se plier en arc, ces filaments se coudent brusquement sous un angle variable. Ils portent tous des rameaux qui s'amincissent en s'éloignant de la tige et dont le volume est en rapport avec l'âge.

Quand ils sont jeunes, leurs bords sont nets et leur intérieur transparent, ce qui permet d'apercevoir avec facilité les organes reproducteurs sous la forme de petits globules arrondis. Les rameaux peuvent eux-mêmes se couvrir de ramifications de deuxième et de troisième ordre; si, sur des filaments d'un certain volume, on n'aperçoit pas de ramifications, on est presque certain de n'avoir sous les yeux qu'une partie du tube détachée du filament, comme le démontre l'inégalité de ses extrémités.

Les jeunes rameaux, que remplissent des spores séparées par des espaces vides, sont d'une transparence parfaite; mais à un âge un peu plus avancé, aux spores se joignent des cloisons transversales et longitudinales, et une transparence beaucoup moins grande qui disparaît presque complètement dans les rameaux qui ont atteint le dernier degré de leur développement. Les filaments d'un âge très avancé sont sillonnés par des stries longitudinales, obliques ou transversales, renfermant, de distance en distance, les organes reproducteurs sous forme de corps arrondis, dont les bords sont d'autant plus bruns et l'intérieur moins transparent, qu'ils sont plus volumineux.

En 1872, Hallier, professeur de botanique à Iéna, décrit ainsi des micro-organismes qu'il a trouvés chez des malades atteints de l'affection qui nous occupe : « Le pus de la chaudepisse contient une infinité de micrococcus qui sont en partie libres, en partie logés dans les cellules de pus, dans lesquelles ils forment des vacuoles d'abord et qu'ils détruisent ensuite complètement. Des corpuscules identiques se trouvent dans le sang des individus affectés de blennorrhagie; ils pénètrent dans les globules sanguins, après en avoir d'abord occupé la surface. »

En 1873, Salysbury reprenant ses recherches de 1850 observa une centaine de cas de blennorrhagie. Il vit : « des spores très ténues et bien délimitées, qu'on trouve souvent par deux ou par quatre pendant le travail de segmentation double. Elles naissent et se développent rapidement dans et sur les cellules mères de la muqueuse affectée, où elles produisent une violente irritation. De plus elles provoquent tout au tour d'elles la formation très prompte de cellules de muco-pus, lequel devient ainsi un véhicule pour l'élimination du virus hors des cellules mères de la muqueuse. » Il constate aussi : « çà et là des filaments isolés ou en petits pelotons » ; dans les 100 cas qu'il observa, il vit tantôt des filaments, tantôt des spores, d'autres fois ces deux formes réunies. (Thèse de Weisse.)

Nous arrivons enfin aux travaux du professeur Neisser, 1879, et de ceux qui ont contrôlé ses recherches. C'est presque exclusivement d'après cet auteur que nous donnons la description qui se trouve au commencement du chapitre suivant.

§ 2. — *De la méthode qui a permis de déterminer l'action des microbes.*

Voyons d'abord comment on est arrivé à établir d'une manière certaine des relations de cause à effet entre les microbes et certaines maladies. Je prends un exemple pour bien montrer l'origine de la méthode qui permit de resoudre la question. En

1851, Rayer et Davaine avaient constaté la présence de bâtonnets très-ténus dans le sang des animaux atteints de charbon. Après la publication du mémoire de M. Pasteur sur la fermentation butyrique, M. Davaine, voyant quel rôle peuvent jouer les infiniment petits, pensa que l'affection était bien due au bâtonnets qu'il avait décrits en 1851. Alors il inocula à des animaux sains du sang d'animaux charbonneux contenant ces microorganismes. Il arriva à reproduire la maladie; mais que conclure de là? peut-être la maladie était-elle transmise par le sang inoculé en même temps que les êtres microscopiques. Il fallait remplir trois conditions pour démontrer qu'une maladie est due au développement dans l'organisme d'une forme vivante microscopique : « 1° Trouver cette forme vivante dans le corps des êtres malades ; 2° l'isoler et la porter seule dans le corps d'un être sain ; 3° montrer qu'elle s'y développe et qu'en même temps reparaît la maladie. La première et la troisième avaient été remplies par Davaine, mais la deuxième manquait et cela suffisait pour briser le raisonnement. » C'est grâce aux travaux de M. Pasteur et à l'ingénieuse méthode créee par lui, qu'on est arrivée à remplir cette condition. Voici la description qu'en donne M. Duclaux : « Elle consiste à introduire dans un liquide approprié une semence imperceptible de l'être à reproduire. Si cette semence est pure, elle se développe seule ; si elle contient un mélange d'espèces, on peut toujours, en choisissant convenablement le liquide de culture, donner le pas sur toutes les autres à celle qu'on recherche. Dès lors, en prenant dans le premier liquide une goutte de semence pour l'introduire dans un deuxième tout pareil, on obtiendra une seconde génération d'êtres parmi lesquels pour les mêmes raisons que dans la première domineront ceux qu'on veut séparer, de sorte que, en recommençant à plusieurs reprises la même opération, on pourra éteindre toute autre forme vivante autre que celle dont on veut et dont on pourra alors en toute sécurité étudier les propriétés. » De plus, pour bien prouver que la maladie est due aux microbes et non pas au milieu qui les contient, M. Pasteur fit des inoculations qui restèrent sans effet, avec le liquide de culture filtré sur du platre, qui retient les microorganismes, tandis que ce même liquide contenant les microbes, déterminait l'affection.

PREMIÈRE PARTIE

CHAPITRE PREMIER.

LE MICROBE TEL QU'ON LE DÉCRIT AUJOURD'HUI. — LA MANIÈRE DE LE RECHERCHER ET DE LE COLORER. — SES CULTURES.

§ 1.

M. le professeur Neisser a donné, en 1870, une description du microbe de la blennorrhagie qu'il a appelé gonococcus; les travaux des autres auteurs n'ont guère fait que confirmer la manière de voir du professeur de Breslau. En 1878, M. le professeur Bouchard avait vu ce microbe, il est vrai, mais il lui décrivait un prolongement qui le faisait rassembler à une virgule : c'est le court sillage laissé derrière lui par ce protoorganisme, lorsqu'il chemine, que l'expérimentateur avait considéré comme en étant partie intégrante. (Martineau. Leçon faite à Lourcine le 14 mai 1884.) D'après M. Neisser, « les micrococcus dont il s'agit sont relativement gros ($0\,\mu 4$ à $0\,\mu 6$); d'après Haab, quelquefois de forme ovale, ils présentent en-général, d'après Eschbaum, une dépression latérale qui les fait ressembler à une semelle de soulier ; ils voyagent rarement seuls, mais le plus souvent deux à deux, intimement accolés en forme de petit pain. Ils forment souvent des tas, jamais de longues chaînes..... beaucoup d'autres micrococcus sont accolés deux à deux, mais leur mode d'union est tout autre : les anneaux apparaissent comme deux cercles ne se touchant que par un point. Les gonococcus font d'autant plus d'impression qu'il s'agit de formes aplaties et non pas de véritables sphères ; ils sont disposés dans le champ de la préparation, plus régulièrement que les autres coccus. Le groupement des gonococcus se fait d'une façon régulière. Les uns prennent une direction horizontale, les autres une position perpendiculaire à celle des premières, par conséquent verticale. » D'après Eklund, ils sont resplendissants comme la nacre et doués partout de mouvements vifs, soit oscillatoires, soit rotatoires.

§ 2. — *Procédés de coloration.*

Assurément il est intéressant d'examiner les microbes tels qu'on les rencontre chez les malades, sans artifice de préparation, pour se rendre compte de leur couleur et de leurs mouvements. A l'aide des réactifs colorants, on arrive ensuite, non seulement à les rendre plus visibles, mais encore, tous n'étant pas également sensibles aux mêmes réactifs, à les différencier d'autres protoorganismes à peu près de même forme et de même volume, et aussi de granulations produites par la dissociation, par exemple, de différents éléments anatomiques. Voici comment procède Neisser:

« Il ne suffit pas de colorer suivant la procédé de Koch des préparations de pus sec avec la solution d'aniline diluée et de laisser sécher, il faut tenir compte des minuties décrites par Ehrlich.

« 1° La couche de pus doit être aussi mince que possible et recouverte d'un verre également très mince. On arrive sur ce point à un excellent résultat en versant une petite goutte entre deux verres qu'on laisse ensuite s'adapter l'un contre l'autre.

« 2° Il faut laisser sécher la préparation à l'air et la chauffer ensuite lentement jusqu'à 120 ou 150° à la flamme d'une lampe.

« 3° La préparation doit être bien colorée. Ehrlich emploie dans ce but le violet de méthylène, de gentiane, la fuschine, le brun de Bismarck. Mais le meilleur de tous les agents colorants est celui qu'Ehrlich a récemment introduit dans la technique, le bleu de méthylène. (Le violet de gentiane employé par Weigert donne des préparations moins nettes.)

« 4° On laisse la préparation de une heure et demie à deux heures dans une solution aqueuse modérémen concentrée, on lave dans l'eau, on laisse sécher et on monte dans le baume de Canada. »

Eschbaum emploie « un procédé plus rapide, qui n'exige que vingt ou trente minutes. Le pus, étendu sur la lamelle, sèche à l'air, puis on fait passer la face libre de la lamelle à trois reprises sur une flamme de lampe à alcool. On plonge ensuite la préparation pendant quinze à vingt minutes dans une solution aqueuse à 1/4 p. 100 de violet de gentiane, pendant vingt secondes dans l'alcool absolu, et on la fait sécher enfin avec le papier à filtrer ou sur la flamme. On monte la préparation dans la glycérine ou le baume de Canada. » Il conseille d'examiner la préparation avec l'objectif à immersion de l'appareil d'Abbé. Cet appareil est également recommandé par Neisser, qui pense que si les descriptions données par les auteurs s'éloignent quelquefois de la sienne, cela tient à ce qu'ils emploient des instruments différents.

M. Jullien recommande d'agir de la façon suivante : « Quant aux procédés de coloration, nous avons essayé la plupart de ceux que l'on a signalés depuis quelque temps, mais sans en trouver qui nous semblassent préférable au violet de méthyle ; une légère solution aqueuse de ce dernier, phéniquée et filtrée, suffit à toutes les constatations. La goutte de liquide à examiner ayant d'abord été exposée pendant une à deux minutes aux vapeurs de l'acide osmique, on la mélange à quantité égale de liquide colorant, puis on laisse sécher le tout. Plus tard, on éclaircira la préparation avec le baume de Canada et on lutera en plein baume. Si la matière colorante est en excès ou s'est déposée en cristaux obscurcissant le champ du microscope, on obviera facilement à cet inconvénient en lavant largement avec de l'essence de girofle et en pressant ensuite la préparation entre deux doubles de papier à filtrer. Enfin, les grossissements à employer varient de 900 à 2,000 diamètres. »

§ 3. — *Des procédés de culture.*

Neisser cultive les gonococcus suivant la méthode de Koch dans l'extrait de viande peptonisé neutre. « Après vingt-quatre heures, il se formait, dit-il, autour du point où le pus avait été déposé une tache blanc jaunâtre, limitée par une bordure ronde, irrégulière, serpigineuse ; cette bordure était soulevée légèrement en forme de vallon. Après vingt-quatre heures, le cercle avait considérablement grandi, le centre contenait des bacilles de décomposition. Cependant, les bacilles des deux espèces se développaient chacune pour son compte. Ces cultures furent poursuivies jusqu'à la septième génération. Les bacilles ont été observés sur des préparations incolores traitées par l'acétate de potasse et des préparations sèches colorées. MM. Kohnheim, Koch, Ehrlich, qui virent mes préparations, admirent que les micrococcus cultivés par moi étaient bien des gonococcus. »

Dans son laboratoire de l'hôpital de Lariboisière, M. le Dr C. Paul emploie comme milieu de culture le bouillon de veau stérilisé. Dans une note qu'il a bien voulu nous donner et que nous citons tout entière au chapitre des inoculations, on verra combien est sûr et pratique ce procédé de culture.

§ 4. — *De la manière de recueillir le pus.*

Voici comment procède M. Jullien pour recueillir le pus provenant de l'urèthre de l'homme; ce moyen paraîtra prochainement dans la seconde édition de son Traité des Maladies vénériennes, dont il a eu l'obligeance de me communiquer les épreuves. « Le malade est debout, et l'on place entre ses jambes, au-dessous des parties génitales, une lampe à alcool qui chauffe l'air ambiant, chasse et brûle les germes Un jet d'urine, ou au besoin une injection ayant balayé le canal, le gland et le méat ayant été soigneusement lavés dans une solution phéniquée ou alcoolique, on peut à peu près répondre que la goutte qui va sourdre ne contiendra pas d'éléments étrangers. Cependant, pour plus de sûreté, on fera bien d'aller chercher profondément dans l'urèthre, au moyen d'un tube préalablement purifié, et il est nécessaire de boucher à la lampe une fois la récolte faite, si l'examen ne peut être fait immédiatement. » Pour recueillir le pus chez la femme, les procédés varient, suivant qu'il s'agit du vagin, de l'urèthre, du col de l'utérus ou des différentes glandes et follicules. Pour le vagin, voici comment procédait M. Weiss : « On l'a recueilli à l'aide d'un spéculum plongé préalablement dans une solution d'hypermanganate de potassium soigneusement essuyé et introduit dans le vagin sans avoir été graissé. Cette dernière précaution est indispensable pour se mettre à l'abri d'erreurs qui

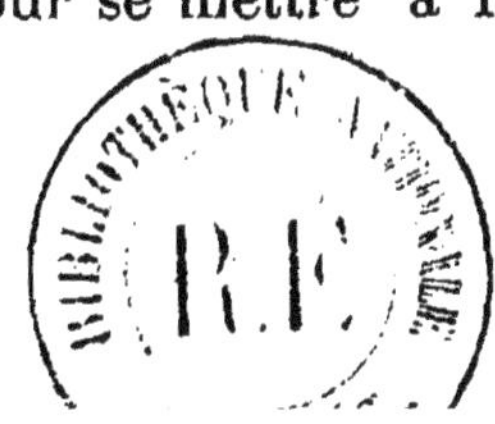

pourraient résulter de la présence de gouttelettes graisseuses dans la préparation. L'instrument retiré de la cavité vaginale, le pus est immédiatement reçu dans des tubes à vaccin que l'on ferme hermétiquement, soit à la lampe, soit avec la cire à cacheter. » M. Arnaud (thèse de Paris, 1884), pour prendre le liquide venant du col de l'utérus, « introduit simplement le spéculum, et après avoir soigneusement abstergé le vagin et le col avec des tampons d'ouate, il introduit dans la cavité du col un long tube de Pasteur avec lequel il récolte une gouttelette par aspiration. » Lorsqu'il s'agit du canal de l'urèthre, Vélander conseille « de faire pénétrer dans ce canal un instrument en forme de cure-oreille que l'on retire en pressant contre la paroi antérieure du conduit ». Nous croyons qu'on peut se servir dans ce cas, ainsi que pour les glandes de Bartholin, du moyen que nous employons pour recueillir le pus des divers follicules. Après avoir lavé soigneusement l'orifice excréteur et ses environs avec une solution phéniquée, nous comprimons l'organe pour faire sourdre une goutte qui est recueillie au fur et à mesure de sa sortie, à l'aide d'un tube de Pasteur. Lorsqu'un follicule n'est pas assez développé, ou contient trop peu de pus pour qu'on puisse se servir du tube de Pasteur, on obtient la matière à examiner au moyen d'un stylet introduit au fond de cet organe, et on la place immédiatement sur la lamelle de verre préparée pour l'examen.

CHAPITRE II.

DES DIFFÉRENTES LOCALISATIONS DU MICROBE DE LA BLENNORRHAGIE.

Nous allons rechercher dans ce chapitre quels sont les points des organes génitaux de l'homme et de la femme dans lesquels le microbe qui nous occupe peut se localiser, question très importante au point de vue de la thérapeutique, comme nous le verrons bientôt. Nous verrons ensuite quels sont les organes communs aux deux sexes qui peuvent être envahis, puis nous présenterons le résumé des travaux qui établissent la situation du gonococcus relativement aux éléments anatomiques.

§ 1. — *Localisations anatomiques dans les organes génitaux de l'homme.*

Les auteurs enseignent que la blennorrhagie se développe d'abord au niveau de la fosse naviculaire, puis qu'elle s'étend, en gagnant de proche en proche, à tout l'urèthre antérieur, pour passer souvent ensuite à l'urèthre postérieur. M. Désormeaux (De l'Endoscope et de ses applications, 1865) a confirmé cette manière de voir en étudiant les progrès de l'inflammation au moyen de l'endoscope. Il a constaté que, vers le huitième jour, l'inflammation occupe la moitié antérieure du canal, que vers la sixième semaine, l'inflammation envahit successivement le bulbe, la portion membraneuse, puis la portion prostatique du canal. Il est logique, en effet, que les microbes se multiplient d'abord là où ils ont été déposés, c'est-à-dire au voisinage du méat, puis qu'ils s'étendent ensuite vers les parties plus éloignées. Vélander, s'appuyant sur ce mode de propagation de la maladie, pense que dans les deux ou trois premiers jours on pourrait faire le traitement abortif en nettoyant la fosse naviculaire avec un pinceau d'ouate serrée. Ce moyen, nous le verrons bientôt, est encore justifié par la position des coccus relativement aux éléments anatomiques dès le début de l'affection. Néanmoins, ce procédé, très ingénieux au point de vue théorique, paraît difficilement applicable en pratique. « Il y a des régions du canal beaucoup plus prédisposées que d'autres à devenir le siège de l'inflammation blennorrhagique ; c'est d'abord la fosse naviculaire, très riche en follicules, puis la région bulbeuse, c'est-à-dire le cul-de-sac que forme le canal au niveau du bulbe et où viennent s'ouvrir les conduits des glandes de Cowper ; en dernier lieu, la portion prostatique du canal où se trouvent les orifices des follicules prostatiques et des conduits éjaculateurs. M. Rollet (*Diction. encycl. des sciences médic.*) nous montre ainsi que le mal se localise de préférence là où se trouvent de petits organes glandulaires. Nous croyons pouvoir conclure que ces différents point sont autant de refuges où les microbes se développent en sûreté. Telle est la manière de voir de Neisser : « La résistance que la maladie oppose à nos moyens de traitement me paraît dépendre de la conformation anatomique. Si les bactéries, causes de la suppuration et de l'inflammation sont restées longtemps sur la muqueuse, c'est à cause de la disposition de cette membrane elle-même. A sa paroi inférieure, la fosse naviculaire présente une baie qui souvent forme un sac, grâce à un pli de la muqueuse qui l'entoure. On trouve aussi à l'extrémité de la fosse naviculaire et à sa partie supérieure, une duplicature de la muqueuse en forme de clapet, à 12 ou 18 millim. de l'orifice externe, c'est la valvule de Guérin. Son bord libre regarde en avant ; la poche formée ainsi, a 4, 6, 10 millim. de profondeur. Très souvent, on trouve à la région indiquée, non pas une seule grande valvule, mais deux ou trois petites.

Il n'est pas douteux que l'agent infectieux se localise à cet endroit, d'où il ne peut être chassé ni par l'urine ni par les injections. Cela tient en partie à la construction des seringues qu'on emploie généralement : elles ont des pointes longues et étroites dont l'extrémité peut facilement se porter au delà du réceptable pour les germes indiqués plus haut. A un état plus avancé, la blennorrhagie se localise dans les glandes et les lacunes (Singer, 1856 ; Englich, 1878). Ainsi nous pouvons considérer comme autant de retraites pour les gonococcus toutes les anfractuosités du canal, glandulaires ou autres, et qui sont d'arrière en avant. *Région prostatique* : orifice de l'utricule, glandules prostatiques, petites glandes de la muqueuse présentant, sauf le volume, les caractères des glandules prostatiques. *Portion membraneuse* : glandes de Littre. *Portion spongieuse* : glandes de Cowper, lacunes ou sinus de Morgagni, nombreuse surtout à la partie supérieure; petites glandes en grappe, valvule de Guérin, etc., sans parler des plis longitudinaux nombreux que forment cette muqueuse.

C'est en s'étendant aux parties profondes et glandulaires de la muqueuse, que l'inflammation spécifique donne lieu à la blennorrhagie folliculeuse qui est souvent le point de départ de phlegmons et d'abcès périuréthraux. Vélander, dans quatre cas d'abcès périuréthraux a trouvé des gonococcus. Dans l'un il s'agissait d'une lymphangite terminée par abcès et le pus qui sortait du lymphatique gonflé contenait des gonococcus. De même il est probable que l'épididymite blennorrhagique est due à la propagation des microorganismes suivant en sens inverse le trajet du sperme. Bien que l'anatomie pathologique n'en ait pas fourni la preuve certaine, une autopsie de Neisser rend très plausible cette hypothèse. « Une fois, dit-il, j'ai vu des micrococcus ressemblant aux gonococcus dans du tissu testiculaire d'un homme mort de typhus pendant le cours d'une orchite chronique. » Du reste M. Jullien en a « constaté la présence dans la sérosité des vaginalites accompagnant l'orchite vénérienne ».

§ 2. — *Localisations spéciales à la femme.*

D'après M. le professeur Gosselin, « la blennorrhagie contagieuse chez la femme peut occuper la vulve, le vagin, l'orifice et le canal cervico-utérin, l'urèthre » ; elle peut de plus rester localisée aux glandes de Bartholin, ou aux follicules mucipares d'Huguier. Cet auteur en décrit quatre groupes : 1° folliculaires vestibulaires, — 2° follicules urèthraux, — 3° follicules uréthraux-latéraux, — 4° follicules latéraux de l'entrée du vagin. Parmi ces organes glandulaires, ceux qui se trouvent autour du méat urinaire sont souvent le siège d'un écoulement spécifique, deux surtout, à propos desquels M. Alphonse Guérin (Paris, 1864), s'exprime ainsi : « En dehors du canal, mais tout près de lui, il existe deux conduits glanduleux, l'un à gauche, l'autre à droite, dans lesquels un stylet peut être introduit à une profondeur d'un centimètre. Ces conduits glanduleux sont souvent le dernier refuge de la blennorrhagie et le mucopus qui s'en écoule suffit pour ramener la maladie à son point de départ, dès que l'on cesse le traitement. » Telle était l'opinion d'Astruc qui donnait à ces deux organes le nom de prostates (Traité des mal. ven., t. III, 3ᵉ éd. 1755, de Renier de Graaf). « La dissection du corps d'une femme infectée de ce mal (la blennorrhagie) m'a fait voir que la gonorrhée provient des prostates et des lacunes de l'urèthre ; car j'ai montré qu'il n'y avait que le corps glanduleux des prostates qui fût affecté, sans que la matrice ni le vagin eussent aucun mal. » Les recherches récentes ont montré la présence de gonococcus dans ces différents organes, que les cliniciens avaient si bien signalés comme pouvant être isolément ou simultanément affectés du mal qui nous occupe. Weisse a trouvé les microbes dans le vagin, comme nous l'avons dit en parlant de la façon de recueillir le pus de cet organe, Arnaud dans le canal cervical, Arning dans la sécrétion des glandes de Bartholin, Vélander dans le canal de l'urèthre, enfin nous l'avons parfaitement vu dans la sécrétion de la folliculite blennorrhagique. D'après cet exposé, on peut voir combien il est difficile d'affirmer qu'une femme n'a pas la blennorrhagie, vu le nombre considérable de points qu'il faut examiner. De plus, lorsque l'affection est ainsi localisée, il est évident qu'avec certains soins de propreté, on peut faire disparaître pendant quelque temps toute trace d'écoulement et rendre infructueuses les recherches les plus soigneusement faites. On voit ainsi comment une femme ayant des rapports avec deux hommes à court intervalle, peut contaminer l'un, tandis que l'autre est épargné ; en effet, outre la question de propreté citée plus haut, dans l'un des cas, les glandes de Bartholin auront sécrété, tandis que dans l'autre elles seront restées passives. Je disais tout à l'heure qu'il est très difficile de s'assurer de l'état d'intégrité des organes d'une femme, on s'en convaincra en lisant ces lignes de Mr. le professeur Gosselin : « Vous m'avez entendu citer en particulier l'observation d'un Brésilien atteint de blennorrhagie, et qui me donnant l'assurance qu'il avait eu des rapports avec une seule femme, tenait absolument à savoir si cette femme était malade elle-même, ou si le mal dont il se plaignait n'était que le résultat d'une excitation vénérienne trop vive. A un premier examen de la personne qui disait ne s'être jamais connu d'affection vénérienne, je trouvai la vulve et le vagin en parfait état ; au spéculum j'aperçus à l'orifice utérin un très petit floçon de mucus transparent, qui ne pouvait avoir aucune signification. Je ne trouvai rien non plus à l'urèthre ; mais cette femme avait uriné une demi-heure auparavant. Je ne tirai aucune conclusion, et la malade promit de revenir me voir dans quelques jours, en prenant la précaution de garder ses urines 3 ou 4 heures. Elle revint en effet ; je ne trouvai rien encore dans l'urèthre ; mais soupçonnant qu'elle me trompait, je convins avec son amant que nous nous trouverions chez elle le lendemain matin à sept heures pour la surprendre pendant son sommeil. Elle ne se levait jamais avant 9 ou 10 h. 1/2. Notre projet fut mis à exécution, et la malade, à demi éveillée et n'ayant pas uriné depuis la veille, consentit à être examinée. Je ramenai alors avec le doigt promené d'arrière en avant sur la cloison uréthro-vaginale, une énorme goutte de mucus purulent qui ne nous laissa aucun doute sur l'existence de la blennorrhagie uréthrale que j'avais si fortement soupçonnée. »

§ 3. — *Localisations communes à l'homme et à la femme.*

En premier lieu, nous devons dire que la présence du microbe de la blennorrhagie a été parfaitement constatée dans le sang. « Hallier (d'Iéna), in Jullien (loc. cit.), l'y a reconnu dans les cas de manifestations générales, tels que les arthropathies et, à sa suite, tous les observateurs soigneux l'y ont retrouvé. J'en ai renouvelé bien souvent la constatation et j'ajouterai que, si délicate que soit la récolte du sang pour empêcher son mélange avec les poussières ambiantes, c'est encore le moyen le plus simple de se procurer le gonococcus relativement pur. Pour moi mes cultures et mes préparations les plus démonstratives m'ont été généralement fournies par le sang, et non seulement chez les sujets en puissance d'accidents rhumatoïdes, mais encore chez beaucoup d'autres n'ayant encore éprouvé que des complications considérées autrefois comme purement locales, cystites, orchite. On peut également rechercher avec succès le gonococcus dans le sang des malades atteint de gonorrhée oculaire, car nous savons que le rhumatisme peut succéder à l'inoculation thérapeutique du pus blennorrhagique sur la conjonctive (Poncet de Cluny). »

Dans le rhumatisme blennorragique. « La recherche des micrococcus dans le liquide des arthrites blennorrhagiques, dit Neisser, n'a produit aucun résultat. Weisse prétend qu'il est possible que les micrococcus se trouvent dans le sang qui circule, dans les vaisseaux qui entourent les articulations. » Pétrone, a trouvé le parasite dans la composition des épanchements intra-articulaires liés à la blennorrhagie. Ce microbe a été trouvé dans l'ophthalmie purulente d'origine blennorrhagique, par Sattler, Leber, Haab, Hirschberg, etc.

« Un homme atteint de blennorrhagie et connaissant les dangers de la conjonctivite déterminée par le pus spécifique, souffre d'une inflammation de l'œil droit avec suppuration abondante. Haab traite par le nitrate d'argent, obture l'œil sain avec du collodion, car il ne doute pas que le malade est atteint de conjonctivite blennorrhagique, bien que l'examen du pus ne fasse pas reconnaitre de gonococcus. Deux jours après, l'œil sain est atteint d'une suppuration abondante, l'examen ne dénote pas non plus la présence de micrococcus. Deux ou trois jours après, la suppuration diminue et, en 5 ou 6 jours, tout rentre dans l'ordre, telle n'est pas la façon dont se comporte ordinairement la conjonctivite purulente. »

§ 4. — *Localisations histologiques.*

Dans ce paragraphe, nous allons décrire quelle est la situation des gonococcus par rapport aux éléments anatomiques. Pour Neisser « ils sont quelquefois libres ou plus souvent attachés aux globules de pus ou aux globules épithéliaux. » Contrairement à l'opinion de cet auteur qui les voit seulement disposés sur les globules de pus, Erschbaum les trouve dans le protoplasma même des cellules qu'ils remplissent parfois d'une façon complète et déclare avec Haab, et, Leistikow qu'il en existe peu à l'état libre dans le liquide. Ceux qui errent dans la sérosité proviennent presque toujours de cellules détruites. »

Les recherches d'Arning démontrent contre l'assertion de Bockart que l'on ne trouve pas de coccus dans les noyaux des cellules du pus. « Il pouvait affirmer absolument d'après les planches de Bockart que ce dernier s'était laissé induire en erreur par des granulations produites par la dissociation des cellules. Pour démontrer cela, il convient d'employer de préférence la coloration avec le bleu de méthylène et spécialement la solution alcoolique.

« Ce mode de coloration ne donne pas d'aussi jolies préparations que le violet de méthyle, mais les noyaux et leurs granulations deviennent plus clairs et plus transparents que les coccus. On peut aussi reconnaître les granulations des noyaux d'après leur forme sans faire intervenir les différences de coloration. Un autre moyen pour connaître exactement la position des coccus est la coloration par l'éosine, du protoplasma de cellules non teinté par le bleu de méthyle. » (Schmidt's, Jahrbücher, 5me année). Bockart a affirmé que les gonococcus qui se rencontrent dans la fosse naviculaire sont situés entre les cellules épithéliales, dans les voies lymphatiques de la muqueuse et que c'est là qu'ils commencent à se développer et à pulluler. Telle n'est pas l'opinion de Vélander (Journal Hygiea, p. 12, n° 45) « qui, examinant la secrétion le deuxième jour trouva une masse de cellules épithéliales entre les cellules de pus, et c'est, soit dans ces cellules épithéliales, soit les couvrant, que se trouvaient des coccus très nombreux, tandis que les cellules de pus n'en contenaient que très peu. » Voici l'opinion de M. le professeur Bouchard (Martineau. Leçon de Lourcine, 14 mai 1884): « presque tous les éléments parasitaires sont renfermés dans l'intérieur des leucocytes qu'ils distendent, mais sans pénétrer la masse nucléaire.

« On trouve de 8 à 30 microbes dans un leucocyte, et un leucocyte chargé de microbes sur 30 à 100 cellules purulentes. Les microbes sont régulièrement groupés, et il y a entre chacun d'eux un espace sensiblement égal à leur diamètre. Ils siègent à l'intérieur et non à la surface des globules de pus. De plus alors qu'on n'observe les microbes que dans un leucocyte sur 30 ou 100, on en trouve dans 2 cellules épithéliales sur 3. Ces microbes attaquent l'épithélium par sa surface, produisent la nécrose des cellules épithéliales, leur chute et un catarrhe consécutif. »

CHAPITRE III.

Il n'y a que le pus spécifique qui détérmine la blennorrhagie. — Des inoculations.

§ 1.

« L'on ne gagne jamais la chaudepisse, quoi qu'on fasse avec une femme qui n'a pas la chaudepisse. Les faits contradictoires sont des faits mal observés où l'uréthrite de la femme a été méconnue. » (Gosselin, communication orale citée par M. Fournier, Dict. de médecine et de chirurgie pratiques, art. Blennorrhagie). En effet nous avons vu (page 24) combien il est difficile d'affirmer qu'une femme est exempte de cette affection.

Outre que le moindre contact de la muqueuse uréthrale de l'home avec les parties génitales d'une femme malade peut suffire pour contaminer celui-ci, même en l'absence d'érection et d'éxcitation vénériennes, il est d'autres circonstances où l'intoxication peut se produire.

Le fait cité par Hunter en est une preuve: « Un homme (dans la véracité duquel il avait la plus grande confiance), n'ayant pas vu de femme depuis plusieurs semaines, entre dans un cabinet d'aisances. En se relevant de dessus le siège, il sentit au gland un tiraillement douloureux, et il aperçut un petit morceau de plâtre qui y adhérait. Au bout de cinq à six jours il fut pris des symptômes d'une gonorrhée qui se montra assez intense. »

Les expérimentateurs, du reste, avaient bien établi, avant la découverte de Neisser que le pus non spécifique est tout à fait impuissant à déterminer la chaudepisse. « Il n'est pas rare, dit M. Voillemier, de voir du pus venant d'un abcès des reins, de la vessie, de la prostate, s'échapper en quantité notable par l'urèthre sans l'enflammer. » Cet auteur a pratiqué sur deux malades une expérience tout à fait décisive. Chez l'un il introduisit dans l'urèthre une bougie trempée dans du pus provenant d'un abcès chaud de la cuisse. Chez l'autre une bougie imprégnée du pus d'un abcès ganglionnaire du cou ; ces bougies restèrent en place pendant plus de deux heures, sans déterminer ni écoulement ni douleurs..

Des expériences de ce genre ont été souvent renouvelées; je crois inutile d'en multiplier les citations. A côté de l'uréthrite spécifique, il y a l'uréthrite simple. Dans cette dernière il n'y a pas de gonococcus. « J'ai eu l'occasion, dit Neisser, d'examiner le pus qui sortait abondamment du canal de deux hommes qui avaient été soumis à des catéthérismes nombreux (opération de la lithotritie). Le pus contenait une quantité de bactéries de toutes sortes, mais pas de gonococcus. Les deux cas guérirent sans traitement en 2 et 9 jours; ce qui ne se voit pas dans la gonorrhée infectieuse. J'ai fait la même observation pour les uréthrites produites par des moyens chimiques.

« Ce que je viens de dire, s'applique de tous points au vagin. »

§ 2.

Depuis la découverte de Neisser, des expériences d'inoculation ont été entreprises, soit avec du pus dans lequel le microscope avait fait reconnaître la présence du gonococcus, soit avec des cultures du microbe: nous allons maintenant les citer. Voici les faits rapportés par Vélander (Journal hygiea, n° 45, p. 12). Il observa 123 hommes qui avaient une sécrétion purulente du canal de l'urèthre à l'état aigu et 15 atteints d'écoulements chroniques. Il a pu retrouver 21 fois les femmes qui avaient communiqué la maladie; chez toutes il constata la présence du microbe spécifique. quatres femmes atteintes d'uréthrite avec gonococcus dénoncèrent les hommes qui les avaient contaminées: chez tous on trouva le gonococcus. Il fit cinq fois des tentatives d'inoculation avec le pus provenant de balanites et renfermant des microorganismes petits, courts, en forme de bâtonnets. Ces microbes s'étaient répandus dans l'urèthre, mais n'avaient pas déterminé l'inflammation de ce canal.

Il ne détermina pas de réaction en inoculant, dans l'urèthre de trois hommes, la sécrétion avec microorganismes ronds et en bâtonnets du vagin d'une jeune fille vierge. Il n'obtint encore rien en plaçant dans l'urèthre de trois hommes du pus fétide renfermant des bâtonnets doués de mouvements actifs provenant du vagin d'une femme. — Trois femmes avaient un écoulement uréthral avec gonococcus, mais ces micro-organismes ne se retrouvaient pas dans la sécrétion du vagin. Cette dernière, placée dans le canal de l'urèthre de trois hommes, ne détermina pas de réaction. On prit chez une de ces femmes du pus avec gonococcus provenant de l'urèthre, on l'inocula à un homme qui deux jours après fut pris d'un écoulement contenant des gonococcus et surtout des cellules épithéliales. Le troisième jour il avait une blennorrhagie évidente et le pus de l'écoulement contenait une masse de gonococcus. On obtint le même résultat en inoculant le pus uréthral des deux autres femmes; une petite quantité de cette sécrétion produisit chez des hommes une blennorrhagie bien caractérisée et ces hommes avaient été insensibles à la sécrétion vaginale sans gonococcus.

§ 3.

Ces faits paraissent démonstratifs, mais ne sont pas tout à fait concluants (voir p. 9 et 10). Il fallait pour contrôler ces expériences pratiquer des inoculations avec le microbe isolé par des cultures successives, ce qui du reste a été fait. Bockai, de Pesth (cité par Neisser) « cultiva des coccus provenant du pus d'une conjonctivite aiguë datant de un jour, d'une conjonctivite datant de deux semaines, de chaudepisses à la première, à la deuxième et à la troisième semaines, d'une chaudepisse chronique datant de plusieurs mois. Au bout de deux ou trois semaines, les liquides de culture étaient remplis de micrococcus semblables à ceux de Neisser. Il inocula les micrococcus cultivés à six étudiants parfaitement sains. Dans trois cas, une blennorrhagie aiguë se déclara : on rencontra des micrococcus dans le pus. Il est regrettable que Bockaï ne décrive pas mieux sa manière d'opérer. » Eschbaum lui adresse le même reproche. L'expérience faite par Bockart paraît à l'abri de toute critique. Cet expérimentateur cultiva le gonococcus par le procédé de Koch. Il injecta une pleine seringue du produit d'une *quatrième culture* dans le canal de l'urèthre d'un paralytique général âgé de 46 ans, dont on attendait la mort de jour en jour. Il s'était assuré d'abord que le canal de cet homme était absolument sain. Cette injection fut faite le 10 juillet 1882, à deux heures après-midi. Le soir l'urine commençait à se troubler, le matin suivant elle était redevenue claire.

Le 12 juillet, le méat paraît légèrement rougi. Par la pression on ramène quelques gouttes d'une sécrétion muqueuse, ne contenant ni cellules de pus, ni gonococcus.

Le 13, on obtient par la pression une goutte de pus jaune.

Le 14, la fonte purulente était encore faible.

Le 15, le méat était bouché par une sécrétion purulente. L'urine recueillie était trouble et montrait un précipité abondant de pus.

Le 16 et 17, même état.

Le 18, pneumonie hypostatique avec forte fièvre ; ce jour et le suivant 19, la sécrétion purulente fut un peu moindre, quoique toujours abondante.

Le 20, mort du malade.

Du 12 au 19, on examina tous les jours la sécrétion ; les préparations étaient colorées au vert de méthyle, brun de Bismarck, fuchsine, et la présence des gonococcus y fut toujours constatée. Ils étaient bien apparents, réunis par groupes de 10 à 40, offrant la plupart la forme d'un petit pain. On observait aussi des groupes de 4, 6, 8 individus, dont l'arrangement concordait avec les schémas de Neisser.

Des expériences de même nature furent faites dans le service de M. Constantin Paul. Voici les documents qu'il a bien voulu me confier à ce sujet.

Recherche du microbe de la blennorrhagie.

Le 10 décembre dernier j'ai reçu à ma consultation de l'hôpital une jeune fille de 16 ans, atteinte d'une blennorrhagie récente et en pleine activité inflammatoire. Le pus s'écoulait abondamment du vagin, mais surtout des glandes situées au-dessous et au devant de l'hymen. Le conduit de la glande de Bartholin en fournissait également.

Je pris un petit ballon de verre que je flambai à la lampe à alcool, je recueillis quelques gouttes du pus des glandes vulvaires, et je scellai immédiatement à la lampe.

Je me rendis aussitôt au laboratoire de M. Pasteur, qui m'avait fait la gracieuseté de m'accueillir comme élève dans son laboratoire.

Une heure à peine après que le pus avait été recueilli, j'en mis une goutte au moyen d'un tube flambé et selon les précautions d'usage dans un petit ballon, dit ballon de culture de Pasteur, contenant du bouillon de veau stérilisé. Le ballon fut mis à l'étuve. Deux jours après, le 12 décembre, le liquide du ballon était trouble et indiquait une multiplication de spores. Le ballon témoin était clair. Le 14, après 4 jours d'ensemencement, je regardai le liquide au microscope (2/8 Verick) à environ 750 diamètres, et je constatai la présence d'un assez grand nombre de spores soit isolées, soit réunies en 8 et agitées du mouvement brownien. J'ensemençai pour une deuxième culture. Le 17, sept jours après le premier ensemencement, le liquide de la première culture est plus trouble, il donne des chapelets de 5 et 6 articles, soit rectilignes, soit contournés. Les spores sont beaucoup plus visibles qu'au bout de 4 jours. Ce même jour, le liquide de seconde culture, qui a trois jours de date, est trouble, tandis que le ballon témoin reste clair. Du reste, pour n'avoir pas à le répéter, aucune culture n'a été faite sans être accompagnée d'un ballon témoin.

Le ballon de la deuxième culture, examiné au microscope, ne permet de voir que quelques spores isolées. Il y a donc des spores déjà développées au bout de 24 heures, mais il faut de 4 à 5 jours pour arriver à un développement complet.

A la quatrième culture les spores, ainsi semées de 4 en 4 jours, étaient très nombreuses et très actives, si bien que M. Roux voulait en prendre la photographie. Des occupations d'un ordre plus important l'en ont empêché.

Il y avait donc déjà deux éléments du problème trouvés : la forme du microbe et la reproduction par la culture; restait le troisième point, la reproduction de la maladie par inoculation.

Ici doit se placer une remarque.

J'avais conservé dans l'étude d'Arsonval toutes mes cultures jusqu'à la septième, mais toutes ne devaient pas avoir la même activité. Les microbes de la première culture, se multipliant à l'infini depuis plus d'un mois, devaient avoir dévoré presque tout le bouillon; ils étaient pour se partager les restes en nombre infini, ils devaient être, presque à jeun, dans une sorte d'état d'hibernation, tandis que ceux qui n'avaient été semés que huit jours auparavant étaient loin d'avoir épuisé leur provision de nourriture. Pour avoir à inoculer des microbes actifs je fis une nouvelle culture et au cinquième jour je l'inoculai.

Il n'était pas facile de trouver un sujet qui voulût bien se prêter à l'opération. Je choisis une fille non vierge, mais n'ayant jamais eu d'affections vénériennes et atteinte de céphalée avec vomissements perpétuels et paralysie de la vessie. Ces phénomènes, qui duraient depuis plus de six mois presque sans changement, étaient au fond de nature hystérique.

Je n'inoculai pas le pus dans le vagin, pour éviter la propagation à l'utérus et aux trompes. Je fis à l'entrée de l'urèthre une inoculation avec une goutte à peine du liquide, comme on fait pour les cultures. De cette manière, je n'avais pas à craindre les suites de l'opération et d'autre part j'espérais que cette irritation du canal, que je comptais produire, pouvait réveiller la contractilité de la vessie.

L'inoculation une fois pratiquée le 28 février avec du liquide de neuvième culture.

Rien ne parut pendant cinq jours. Le sixième jour la malade accusa une cuisson assez vive à l'entrée de l'urèthre et de la sensibilité en urinant. L'examen, qui avait été négatif les jours précédents, nous montra une uréthrite évidente avec écoulement d'un pus séro-fibrineux qui empesait le linge très fortement.

Nous avions donc là tous les signes de la blennorrhagie au début. D'abord une incubation de 5 jours, puis une inflammation douloureuse de l'entrée du canal, et enfin une sécrétion d'un liquide séro-fibrineux empesant le linge et le collant après les organes. Puis la douleur en urinant.

Cette inflammation n'a duré que 24 heures, le lendemain tout avait disparu. Cela tenait peut-être à la minime quantité de liquide employé, peut-être au terrain de culture.

Depuis, j'ai fait de nouvelles cultures, mais je n'ai pas rencontré de sujet à inoculer.

Enfin, dans la dernière culture, nous avons obtenu la coloration du microbe par le bleu de méthylène. Il semble, à la coloration, que le microbe de culture soit plus gros que le microbe pathologique.

CHAPITRE IV.

COMMENT LES VIEUX ÉCOULEMENTS CESSENT SOUVENT D'ÊTRE CONTAGIEUX.

Dans les écoulements anciens le pus perd quelquefois sa virulence. Nous venons de voir par les expériences d'inoculation que, comme nous le disions plus haut, il n'y a que le pus spécifique qui détermine la blennorrhagie. Or, on sait que les vieux écoulements ne permettent plus, assez souvent, de communiquer l'affection. Ce fait avait été démontré par l'observation clinique, comme nous allons le faire voir en citant les paroles de M. le professeur Gosselin; nous verrons ensuite que les recherches sur la présence du microbe dans la blennorrhée ou goutte militaire, confirment encore ce que les cliniciens avaient si bien vu. Voici les paroles de M. le professeur Gosselin : « Pour ces écoulements qui se prolongent longtemps, il est un autre point qui préoccupe beaucoup les malades, et sur lequel nous sommes loin d'être bien renseignés. Tant qu'elle persiste ainsi, la maladie reste-t-elle transmissible et contagieuse? C'est là une préoccupation sérieuse pour beaucoup de sujets, et une des raisons pour lesquelles ils saisissent avec empressement tous les moyens de guérison qu'on leur propose. La solution du problème, quand il s'agit de célibataires, est toujours difficile, et est souvent impossible, parce que nous n'en connaissons pas les éléments, et que ces éléments devraient être fournis par deux personnes qui, souvent ne connaissent pas la vérité, ou qui, si elles la savent l'une et l'autre, ont intérêt à la cacher. L'homme qu'une femme accuse de lui avoir communiqué une blennorrhagie et qui prétend n'avoir eu qu'une blennorrhée, avait peut-être en réalité une blennorrhagie récente surajoutée à sa blennorrhée, blennorrhagie récente dont il ne veut pas laisser suspecter l'origine. Quant à la femme, comment savoir si c'est à celui qu'elle accuse ou à un autre dont elle ne parle pas, qu'elle doit la contagion dont nous constatons les effets? Comment savoir si ces effets ne sont pas la conséquence d'une vieille vaginite ou vagino-uréthrite qui a été ranimée par des excès de coït, des excès de table, les fatigues de la danse, etc.? Nous sommes toujours dans la plus grande obscurité sur ces divers points, et c'est pour cela que nous ne pouvons pas nous appuyer sur beaucoup de faits rigoureusement observés chez les sujets de cette catégorie, pour assigner une limite au pouvoir contagieux de la blennorrhagie virulente.

« A défaut de faits recueillis sur des célibataires, j'en possède, et tous les praticiens avancés dans la carrière en possèdent un certain nombre recueillis sur des sujets mariés. Ces faits-là permettent d'affirmer que la blennorrhagie devenue tout à fait chronique, ou blennorrhée, n'est plus contagieuse. En effet, nous connaissons bon nombre d'hommes qui, s'étant mariés dans cette condition avec des femmes parfaitement pures, n'ont rien communiqué à ces dernières, malgré les excès habituels des premiers jours de mariage; ce qui m'a autorisé à croire que, chez le jeune célibataire dont la blennorrhée paraissait s'être réchauffée, il y avait eu en réalité une nouvelle contagion résultant d'un coït dans un nouveau foyer d'infection. Et quand, par hasard, il m'est arrivé de constater une blennorrhagie réelle chez l'un et l'autre des jeunes conjoints, sur lesquels la contagion était soupçonnée cause du mal commun, j'ai pu arriver à savoir que l'un des deux s'était exposé à contracter ailleurs la blennorrhagie, rapportée ensuite au domicile conjugal. Pour moi, il est avéré que la blennorrhée n'est plus transmissible et que même, si le sujet évite les alcooliques et les excès vénériens, elle ne repasse pas à l'état aigu et subaigu, dans lequel elle pourrait peut-être reprendre son caractère contagieux. »

M. Lewin, qui a constaté qu'on trouve toujours le microbe de Neisser dans la blennorrhagie aiguë, reconnaît qu'on le rencontre rarement lorsque la maladie est devenue chronique. C'est ainsi que dans six cas d'écoulement chronique, l'examen du pus, fait avec beaucoup de soin, ne lui permit de reconnaître la présence du gonococcus que chez un seul malade. Neisser pense que « les gonococcus sont absolument constants dans toute blennorrhagie. Depuis l'été de 1879, il n'a pas rencontré de cas de blennorrhagie sans gonococcus. Les cas chroniques de huit à seize mois ne font pas exception. Quelquefois on ne trouve pas d'abord les microbes dans les vieux écoulements à sécrétion peu abondante, mais ils s'y trouvent, et en les recherchant à plusieurs reprises, on finit toujours par les découvrir. » Il ne faut donc pas faire preuve de trop de témérité et se hâter d'affirmer que l'affection n'est plus contagieuse, sous peine de s'exposer à de grandes déceptions. L'examen microscopique, pratiqué à plusieurs reprises et avec tous les soins désirables, pourrait rendre de grands services en pareil cas. La manière de voir des auteurs allemands que je viens de citer vient à l'appui des paroles de M. Gosselin. En effet, si par suite des modifications apportées dans le canal de l'urèthre par la blennorrhagie (rétrécissements par exemple), il reste quelquefois un écoulement qui n'est plus spécifique, il en est souvent tout autrement. Nous avons vu, en étudiant les localisations du microbe dans les organes génitaux, que ce microorganisme peut rester longtemps à l'état latent dans quelque glandule. Si, par suite d'excès de table ou d'excès vénériens, la muqueuse de l'urèthre modifiée redevient un terrain de culture favorable au développement des gonococcus, nous les voyons pulluler de nouveau et l'affection reprendre les caractères de l'état aigu ou subaigu.

M. Frédéric Ecklund donne la description d'un microbe qu'il dit trouver toujours dans le pus de la blennorrhagie. Bien que les auteurs n'aient pas confirmé sa manière de voir, il donne des aperçus tellement originaux au sujet de l'étiologie de la blennorrhagie, que je ne crois pouvoir mieux faire que de citer *in extenso* sa description : « Il y a déjà très longtemps que j'ai constaté, qu'en cas de cystite blennorrhagique, les cellules de pus de la vessie étaient en général pourvues d'appendices, soit filiformes, soit verruqueux ou gemmiformes. Alors j'étais dans l'impuissance parfaite de résoudre cette énigme. Mes recherches microscopiques continues sur le pus blennorrhagique ont contribué un peu à élucider la question. Le pus et l'exsudation la plus superficielle de la muqueuse enflammée de l'urèthre, obtenue par raclure, comme cela a été indiqué, contiennent un réseau admirablement beau de filament de mycélium, que je veux caractériser de la manière suivante. Les filaments principaux du microbe en question, que j'appelle *Ædiophyton Dictyode*, ont un diamètre transversal de 1 μ et sont parfaitement clairs et hyalins. Ces filaments mycéliens sont anastomosés en réseaux continus avec angles de tous les degrés et avec mailles de formes les plus diverses. Un autre caractère commun de l'ædiophyton dictyode consiste en ce que les tubes mycéliens montrent çà et là des gonflements, dont les lignes de limitation sont ou régulières ou très sinueuses. Le parasite en question est doué, à l'instar de tous les autres champignons, de la faculté de se propager par l'allongement simultané et très rapide d'un nombre inouï de filaments mycéliens ou de fragments de ramifications secondaires de ceux-ci, qui s'accroissent et s'étalent le long des couches superficielles de la muqueuse en entrant dans les glandes de Littre, de Cowper et dans les lacunes de

Morgagni, d'où ils se ramifient dans les espaces intercellulaires et dans les cellules elles-mêmes. Il est vraiment exceptionnel que ce microbe aille jusqu'à produire une infection générale, comme celui de la diphthérie.

L'explication la plus naturelle que je puisse en donner est double. En premier lieu, la tunique fibreuse et ferme, qui environne la muqueuse de l'urèthre forme un rempart solide, qui, autant qu'il le peut, empêche la propagation du champignon dans ce sens, et, en second lieu, la force de résistance de l'organisme humain est généralement à son maximum à l'époque où l'homme contracte la blennorrhagie.

En général, les ramifications mycéliennes de l'ædiophyton se répandent le plus couramment le long de la surface de la muqueuse du canal de l'urèthre, du fond de la vessie, des conduits éjaculatateurs, des vésicules séminales, des canaux déférents, du canal épididymaire, des cônes vasculaires, des vases *efferentia testis* et enfin, peut-être, des tubes séminifères; si l'infection se généralise, les gonococcus de Neisser et l'ædiophyton constituent les substances nocives. En cas de blennorrhée des poumons (pneumonie chronique avec pneumorrhagie et phthisie secondaire), après infection notoire blennorrhagique, j'ai constaté la présence de gonococcus de Neisser, *libres et remplissant les cellules de pus*, et aussi l'ædiophyton dans les matières expectorées. Il est facile d omprendre que la congestion aiguë et l'inflammation violente de la muqueuse se produisent par l'absorption simultanée et toujours croissante de tous ces rameaux mycéliens. La pneumonie aiguë miasmatique, comme elle se présente dans les contrées boréales, nous en offre par analogie un exemple très saillant. A un examen microscopique, je trouve les matières expectorées remplies d'un réseau cohérent de tubes mycéliens, extraordinairement longs, à double contours hyalins, cheminant parallèlement sur un long trajet en s'anastomosant les uns avec les autres. Je récolte à foison ces mêmes microbes par la culture des poussières, qui s'accumulent sur les placards, et derrière les meubles de nos appartements vieux et infectés, sur les tranches de pommes de terre cuites. Le microbe se développe avec une rapidité étonnante en présence de conditions favorables, à savoir : l'humidité, la chaleur, un milieu nutritif convenable.

L'Ædiophyton se présentant sous deux formes nettement distinctes, mais qui cependant se trouvent combinées l'une avec l'autre, et d'autre part les investigations pour constater d'où proviennent ces deux variétés, ayant permis d'établir que la forme α tire son origine directe du régime végétal, tandis que la forme β se développe au milieu des matières animales en putréfaction, je crois utile pour la clarté du sujet de décrire un peu plus en détail les deux formes différentes (α et β) de l'Æd.

Æd. α. Les filaments mycéliens sont d'une couleur nacrée délicieuse et eux-mêmes très irréguliers forment des réseaux dont les mailles ont les aspects les plus variés; ces tubes mycéliens unicellulaires et non cloisonnés s'anastomosent sous tous les angles possibles. Tous les filaments mycéliens principaux se ramifient secondairement, et ainsi de suite, de diverses manières et bien des fois. Leur longueur est très variable.

Les tubes les plus minces forment des réseaux à mailles à peine visibles. On observe que ce sont partout les filaments mycéliens eux-mêmes qui sont bossués, soit en formant des poches latérales presque rondes (qui ne sont pas des conidies proprement dites, car elles constituent des sinuosités véritables de l'un ou de l'autre côté des tubes mycéliens, d'où elles ne sont séparées par aucune ligne de démarcation), soit en présentant une série de renflements de formes diverses, résultat de l'absorption des liquides de la muqueuse. Assez souvent le diamètre transversal de ces renflements atteint 9 μ ou un peu plus. Ils sont colorés très aisément en violet par une solution d'hématoxyline, ou en bleu par une solution de vert d'aniline, ou en rouge par l'éosine. Ce qui encore caractérise la forme du microbe α en question, c'est la production de micrococcus communs et innombrables sur les côtés des filaments mycéliens ; mais ces micrococcus proprement dits ne sont pas du tout identiques au gonococcus de Neisser, premièrement parce qu'ils ne montrent aucun mouvement, et en second lieu parce qu'on n'observe jamais que les cellules de pus, dans lesquelles se sont enracinés les filaments de mycélium, que je viens de décrire, soient envahies par des gonococcus.

Il est très probable que ces micrococcus, en germant, donnent naissance à des tubes mycéliens. Les cellules de pus, envahies par ces filaments, sont pourvues d'appendices filiformes d'une longueur qui s'élève jusqu'à 9 μ et au-dessus. Parfois j'ai observé un tube mycélien très long, présentant à une de ses extrémités une cellule de pus qui y était comme appendue.

Si pendant les feux de la canicule, lorsque les eaux de nos lacs et des bords marécageux de la mer se couvrent de poussière dite séminale, à savoir de l'ana bœna circinalis de la famille des Nostochinées, on remplit un flacon de cette eau qu'on bouche soigneusement et qu'on abandonne l'eau contenue a une décomposition spontanée à la lumière du soleil pendant un temps assez long, on observe parmi les débris végétaux, qui ont commencé à se développer, des réseaux de filaments mycéliens, qui ont beaucoup de ressemblance avec l'Æd. α.

Cette eau ingérée par l'homme, par exemple, avec le lait, qu'on l'y ait ajoutée pour le diluer, ou que les vaches elles-mêmes l'ait avalée en paissant, donne naissance aux cas légers de dysenterie, dits diarrhées estivales, qui se présentent alors comme une diphthérie de la muqueuse intestinale, tandis que dans d'autres cas les selles contiennent principalement les microbes de l'iléotyphus ou toutes les sortes de bactéries de la putréfaction; témoignages affligeants des conditions hygiéniques de la capitale plus vicieuses encore en été qu'en hiver et de l'oubli des lois les plus élémentaires de l'hygiène. Au moment des évacuations alvines non seulement le périnée, mais la vulve elle-même est inondée de matières fécales liquides. Si on ne les fait pas disparaître par le lavage, les microbes dont il a été fait mention d'abord s'enracinent, se développent en rampant le long de la surface de la muqueuse vaginale et produisent une diphthérie légère, à savoir une blennorrhagie spontanée.

La forme Æd. β est, caractérisée par la régularité des tubes mycéliens, qui sont soit rectilignes, soit courbés en arc, du reste variables de dimensions et forment des réseaux à mailles très grandes de formes géométrique, par exemple carrées, rectangulaires, rondes, ovales, etc. De plus, les gonflements des tubes mycéliens sont beaucoup plus étendus et plus réguliers, mais la production de micrococcus est comparativement moindre et les ramifications secondaires sont un peu plus rares peut-être que dans la forme α. La forme β de l'Æd. est encore caractérisée par ce fait que les extrémités de beaucoup de tubes mycéliens se renflent en forme de poire ou de ballon. Ces dilatations ont une couleur qui tire sensiblement sur le jaune verdâtre le plus clair, ce qui explique la couleur prononcée (rappelant celle des excréments de l'oie) du pus blennorrhagique. Elles sont colorées très facilement par une solution d'hematoxyline ou d'éosine. Dans les cas de cystite et de pyélite blennorrhagique, j'ai observé ces ampoules formant comme des appendices verruqueux sur les cellules du pus. Si l'on ajoute à la préparation un peu d'acide acétique et que l'on colore avec du vert d'aniline, les noyaux des cellules se présentent très distincts et colorés tous en bleu, tandis que les tubes mycéliens et les ampoules ne se colorent qu'exceptionnellement par le vert d'amiline. Parfois les cellules du pus se trouvent entourées d'un petit réseau de la forme 6 de l'Æd., qui s'est en même temps enraciné dans leur intérieur. Enfin, les filaments mycéliens de la forme 6 sont cloisonnés. Ainsi, par exemple, quand deux ou trois tubes se réunissent sous un angle quelconque, il semble que le point de jonction soit formé comme par un bouton ou par un petit anneau, lui-même cloisonné.

On sait que dans l'urine des scarlatineux et des convalescents de la scarlatine on trouve des filaments mycéliens longs et hyalins. Dans une urine de ce genre, abandonnée à la putréfaction en été, des réseaux, ressemblant à ceux de l'Æd. 6, commencent à se développer. Il faut admettre, comme cela a été prouvé par l'expérience de tous les jours, que chez la femme pendant la convalescence de la scarlatine, l'urine souillant la vulve, les filaments mycéliens qui y sont contenus peuvent se développer dans le vagin et faire naître une blennorrhagie, surtout si la malade a été affectée auparavant d'une diarrhée estivale, les deux variétés de microbes se rencontrant dans ce cas.

En fait d'ampoules semblables, mais non identiques aux vésicules terminales des tubes mycéliens de l'Æd. 6, je ne connais que bacilles très longs et tournés en spirales, micrococcus, etc., des matières expectorées par les malades atteints de la coqueluche. Dans le pus blennorrhagique de la femme les mêmes microbes que je viens de décrire se retrouvent constamment.

DEUXIÈME PARTIE

Thérapeutique.

CHAPITRE PREMIER

Du traitement de la blennorrhagie par les balsamiques et les injections caustiques astringentes détersives (Gosselin).

Puisque la blennorrhagie est une affection virulente produite par le développement des microorganismes que nous avons étudiés, la thérapeutique de cette affection doit donc consister à en détruire le microbe. C'est ainsi qu'agissent d'après Leistikow les balsamiques et les injections caustiques. Mais si les balsamiques donnent quelquefois de bons résultats, souvent aussi ils sont impuissants à soulager les malades; et s'ils ne sont pas maniés avec beaucoup de prudence, ils déterminent des accidents graves du côté des voies digestives et des reins, accidents dont souffrent souvent les malades, même pendant des années, après la cessation du traitemen. D'autre part en lisant les lignes qui suivent et que j'emprunte à M. le professeur Gosselin, on verra comment cet auteur juge les injections qu'il divise en caustiques, astringentes, et détersives.

« Les injections caustiques sont celles qu'avaient conseillées en Angleterre Carmichaël, et, d'après ses indications le Dr Debeney vers 1843. Ce dernier les faisait faire avec une solution d'azotate d'argent à la dose de 0,60 cent. pour 30 gr. d'eau distillée, et les répétait deux ou trois fois à quelques jours d'intervalle.

Debeney avait d'abord employé cette injection contre la blennorrhagie récente. Il l'employa ensuite pour des blennorrhagies de 25 à 30 jours et crut encore qu'il obtenait des guérisons très fréquentes. Je n'ai jamais conseillé les injections caustiques, mais j'ai vu, à cette époque, un certain nombre de malades sur lesquels elles avaient été employées ; je n'en ai pas trouvé qui fussent guéris ; j'ai bien entendu dire par quelques personnes qu'elles connaissaient des guérisons mais je n'ai pas rencontré de ces cas heureux ; tous les malades qui m'ont raconté y avoir été soumis, reconnaissaient qu'ils avaient beaucoup souffert, que les premières mictions qui avaient suivi les injections étaient accompagnées de douleurs vives, de saignements, d'expulsion de fausses membranes. J'en ai traité deux qui avaient été pris d'une prostatite aiguë terminée par suppuration. L'abcès s'était fait jour, chez l'un, du côté du rectum, chez l'autre, à travers la peau du périnée. Un troisième, que j'ai soigné également, a eu une cystite des plus intenses ;

les uns et les autres avaient conservé un écoulement purulent, et il en a été de même pour ceux qui n'ont pas eu les complications dont je viens de parler. L'erreur de l'auteur relativement aux succès qu'il croyait obtenir tient certainement à ce qu'il n'a pas revu ou n'a pas examiné ses malades quelques jours après le traitement.

« ..... D'ailleurs pour me renseigner complètement sur les injections caustiques, je voudrais savoir combien de sujets, parmi ceux qui y ont été soumis, ont échappé plus tard au rétrécissement uréthral. Je sais bien que je n'ai pas sur ce point de données très positives, et que je me mets en présence d'une nouvelle difficulté d'observation, résultant de ce qu'il s'est toujours passé un temps assez long entre la constatation d'un rétrécissement devenu assez étroit pour que le malade s'en aperçoive et les uréthrites qui l'ont occasionné. Il est difficile, pour celui qui a traité l'uréthrite, d'être appelé à constater le rétrécissement et pour celui qui ne l'a pas traitée, d'établir une relation de cause à effet entre ce dernier et le traitement de la première. Mais ayant des motifs que je crois bons pour faire dans la pathogénie des rétrécissements uréthraux une part légitime aux injections astringentes, je fais cette part encore plus grande, lorsque les injections ont été caustiques et par conséquent plus compromettantes pour le canal.

« Les injections de la seconde variété, celles que j'ai appelées astringentes, sont aujourd'hui beaucoup plus généralement admises.... Les uns se servent du nitrate d'argent à la dose de 0,10 c. pour 30 gr. d'eau distillée (Ricord), ou du même sel à la dose de 0,10 c. pour 200 gr. d'eau Fournier. D'autres préfèrent le sulfate de zinc à la dose de 0,15 à 0,20 ou à 0,25 c. pour 30 gr. d'eau distillée. Ricord a souvent ajouté au sulfate de zinc le sous-acétate de plomb, le laudanum et la teinture de cachou..... Maintenant, l'injection une fois prescrite, comment la fait-on? Je distingue ici le conseil donné et l'exécution. En général, les chirurgiens laissent aux malades le soin de faire eux-mêmes les injections. Ils en prescrivent une le matin et une le soir, et recommandent de presser le méat urinaire sur la canule de la seringue, pour forcer le liquide à s'amasser et à séjourner quelques secondes, une minute au plus dans le canal. Ils recommandent en même temps de ne pousser qu'une seule seringuée dans chaque séance.

« Les malades raisonnables suivent ces conseils à la lettre, mais beaucoup, et parmi eux ceux qui veulent absolument guérir vite, pensent arriver à leur but en forçant l'emploi du médicament..... Mal guidés, les patients font trop d'injections ; ils en poussent deux ou trois seringuées par séance au lieu d'une seule, y reviennent trois ou quatre fois par jour au lieu d'une ou de deux. Ils dépassent ainsi le but, et provoquent, au lieu de la stimulation légère qu'on suppose capable de resserrer les vaisseaux de la muqueuse congestionnée, une stimulation trop grande, qui devient une véritable inflammation. Celle-ci se traduit assez souvent, à son début, par un écoulement séreux légèrement coloré en rose ou par une exhalation de sang pur. Puis, de deux choses l'une : ou bien l'écoulement ne tarde pas à redevenir purulent, ce qui est le plus fréquent ; alors le malade pense qu'il n'a pas assez employé le remède et il recommence de lui-même, sans consulter personne, avec une nouvelle énergie, ajoutant chaque fois une inflammation nouvelle à celle qui existait déjà ; ou bien, ce qui est plus rare, en vertu de la modification du travail inflammatoire, l'écoulement diminue, le malade croit qu'il est ou qu'il va être guéri ; mais la blennorrhée, s'il s'observe bien, lui reste l'inflammation substituée par l'injection à celle qui caractérisait la blennorrhagie n'en existe pas moins dans la profondeur du canal, avec son aptitude à modifier progressivement par sa persistance, dont nous ne sommes jamais sûrs de triompher, la structure de la muqueuse uréthrale, et à amener son tissu dans l'état fibroïde dont je vous ai parlé si souvent à propos des rétrécissements uréthraux.

« Vous devez, en effet, Messieurs, quand vous êtes en présence d'une blennorrhagie, songer toujours à cette conséquence tardive et éloignée qui menace tant de malades, le rétrécissement de l'urèthre. Vous devez vous rappeler que cette conséquence résulte de la transformation lente de certains points de la muqueuse en tissus fibroïdes, transformation qui se continue non seulement pendant tout le temps que dure la sécrétion muco-purulente, mais aussi après que cette dernière a tout à fait disparu, et par la persistance d'une urétrhite sèche dans les profondeurs du canal. Nul doute que par elle-même, l'uréthrite humide puisse amener et amène en effet souvent ce résultat. Mais elle l'amène à plus forte raison, si l'inflammation a été augmentée ou entretenue par des excitants, et, à plus forte raison encore, si, par le traitement, on a fait saigner le canal. Du moment où il y a saignement, il y a plaie, légère si vous voulez, mais enfin plaie, et nécessité d'une réparation qui se fait au moyen du tissu fibroïde ou fibreux. Pour moi, les injections irrritantes, en augmentant la phlegmasie et amenant l'excoriation de la muqueuse, augmentent nécessairement les chances d'un rétrécissement dans l'avenir, par la substitution d'une uréthrite sèche et rétractile à l'uréthrite purulente.

Je veux bien ne pas tomber dans l'exagération, et ne pas faire trop grande la part des injections irritantes dans la pathogénie des coarctations uréthrales. Admettons, si vous voulez, qu'elles ne les occasionnent pas très souvent, quand elles sont bien faites et dirigées, sinon pratiquées par un chirurgien instruit. Mais il faudra encore que les hommes de bonne foi et qui observent, m'accordent deux choses : la première, que la guérison parfaite de la blennorrhagie au moyen des injections, est chose rare ; ou bien elles ne font que diminuer, mais ne suppriment pas l'écoulement, qui persiste à l'état de blennhorrhée, ou bien elles le suppriment, en effet, mais en laissant un certain degré d'uréthrite sèche qui se traduit par des démangeaisons et par quelques souffrances pendant la miction. La seconde, c'est que, pour rester innocentes, les injections devraient être faites conformément aux prescriptions du médecin, surveillées par ce dernier et arrêtées aussitôt que l'écoulement prend l'aspect rosé ou rouge qui indique l'excoriation de la muqueuse uréthrale. Or, il s'agit d'une de ces maladies pour le traitement desquelles le sujet échappe inévitablement au médecin, se laisse aller trop facilement à trop faire, et ne s'arrête pas lorsqu'il le faudrait..... Les injections astringentes guérissent très rarement la blennorrhagie.

Elles sont peu dangereuses quand elles sont bien faites.

Mais elles sont habituellement mal faites, et à cause de cela, elles sont dangereuses, sinon pour le présent, du moins pour l'avenir.

Restent les injections détersives et celles qu'on appelle isolantes. J'entends par là celles qui, se faisant avec des liquides non irritants, sont incapables par conséquent d'augmenter ou d'entretenir la phlegmasie, cause ultérieure des coarctations, et produisent un lavage plutôt qu'une action modificatrice..... Je ne vois pas, malgré cette condition de corps étrangers, d'inconvénient, lorsqu'il faut absolument donner satisfaction à une demande trop exigeante du malade, à employer comme détersives les injections d'eau pure, tiède ou froide, suivant la saison, ou avec un mélange d'eau et de vin, d'eau et de vin aromatique, dans la proportion de 5/6 d'eau et de

1/6 de vin, ou ben encore de l'eau contenant en suspension du sous-nitrate de bismuth dans la proportion de 1 gramme pour 30. Cette dernière injection, à laquelle on donne le nom d'isolante parce qu'on suppose qu'elle agit en laissant sur la paroi uréthrale une couche inerte qui l'empêche de se mettre en contact avec elle-même, et qui supprime ainsi une condition favorable à la durée du travail phlegmasique, cette injection, dis-je, ne paraît cependant pas elle-même aussi inerte et aussi inoffensive que l'ont prétendu ses partisans; en effet, selon M. Alf. Fournier, elle détermine quelquefois dans le canal une sensation douloureuse de plénitude et d'engorgement, et M. Rollet l'a vue occasionner des difficultés d'uriner causées par la formation de concrétions qui agissaient à la manière de petits calculs. »

CHAPITRE II.

DES INJECTIONS ANTISEPTIQUES.

Depuis les travaux récents qui ont fait l'objet de la première partie de ce travail, on a songé à remplacer les injections, dont les inconvénients sont si bien présentés par M. le professeur Gosselin, par des injections anti-parasitaires.

En 1869, Fiorani, de Lodi (*Annali universali di med.*, CCVIII, aprile, 1869, p. 76), employa l'acide phénique ; la solution pour les injections vaginales était à 3 p. 100, et pour les injections uréthrales à 1 p. 100. Le professeur Zeissl, de Vienne (Bericht der IIe Klinik und Abtheilung für Syphilis des Wiener K. K. allgemeinen Krankenhauses, 1878), préconise la solution de permanganate de potasse à la dose de 0,02 de sel pour 200 d'eau distillée. Le Dr Bourgeois (*Bulletin de thérapeutique* de 1880) propose la formule suivante :

Permanganate de potasse.. .	0 gr.	05
Eau distillée.	150	00

Le Dr Weiss préfère la solution à 0,10 pour 100 d'eau. Haberkorn de Wiesbaden (zur Therapie der Gonorrhœ (*Berliner klinische Wochenschrift*, 1874) vante le sulfate de quinine. M. Pasqua (Du traitement de la blennorrhagie par les injections uréthrales

Bulletin de thér., t. XCVIII, p. 224, 1880) donne une formule d'injections au chloral :

Chloral.	1 gr. 50
Eau de rose.	120 — 00

Enfin, l'acide salicylique, l'eau oxygénée, etc., ont été essayés et ont donné de bons résultats. Mais deux fois, l'auteur qui employa l'acide phénique vit survenir des accidents inflammatoires très violents et Sigmund (über Wirkung der Phenylsäure bei syphilitischen Erkrankungen, Schmidt's Jahrbücher, 1872) croit que, étant donné les accidents qu'il produit du côté de la vessie, l'acide phénique est plus nuisible qu'utile dans le traitement de la blennorrhagie.

Les solutions de permanganate de potasse déterminent des douleurs généralement assez vives. Il en est de même pour le sulfate de quinine. L'eau oxygénée se décompose facilement ; en outre, il est difficile de l'avoir à l'état de pureté.

CHAPITRE III.

DES INJECTIONS DE SUBLIMÉ AU 1/20,000°.

§ 1.

Des expérimentateurs allemands, s'appuyant sur le grand pouvoir antiparasitaire du sublimé ont cherché à obtenir des solutions, qui, tout en étant curatives, ne fussent pas passibles des reproches faits plus haut aux diverses injections. D'après Leistikow, employé à la dose de 1/20,000 au 1/30,000, il empêche à un très haut degré le développement des gonococcus. Lewin, Eschbaum préconisent également ces solutions.

Un médecin italien, le docteur Fantini (Gazetta medica italiana provincia Venete; et Il Filiatre trebezio, septembre 1861 ; Gazette hebdomadaire de médecine et de chirurgie, 1861), avait employé les injections de sublimé dès 1861. Il se servait de 3 solutions différentes : la première contenait 70 centigrammes de sublimé pour 50 grammes d'eau ; la deuxième 35 centigrammes pour 50 centigrammes d'eau ; la troisième 5 centigrammes pour 25 centigrammes d'eau ; d'après l'analyse donnée par la Gazette hebdomadaire, voici les résultats obtenus par l'auteur. Plus des deux tiers des malades ainsi traités avaient des blennorrhagies déjà anciennes, avec ulcérations uréthrales, etc., et ils avaient eu vainement recours à l'usage des moyens abortifs, tels que le nitrate d'argent et l'acétate de plom. La première injection est faite avec la solution n° 1 ; aussitôt après les douleurs et l'ardeur en urinant augmentent, le malade éprouve une tension douloureuse, qui s'étend jusqu'aux racines de la verge, l'écoulement est plus abondant ; épais d'abord, il devient petit à petit comme laiteux. Les injections suivantes sont beaucoup moins pénibles. Il n'y a jamais eu besoin de plus de 9 injections (n° 1) pour amener la guérison, alors même que les accidents étaient bien évidemment sous la dépendance d'une ulcération profonde. Ce traitement est plus prompt et plus efficace encore au début des blennorrhagies virulentes aiguës. L'auteur a joint à son travail le tableau synoptique des observations de 51 malades qu'il a traités par cette méthode ; il ressort de l'examen de ce tableau que la durée minimum de l'écoulement a été de 7 jours et le maximum de 30.

Employé à ces doses, si on se reporte à la grande puissance caustique du sublimé, il faut convenir que, si ces injections réussissent, leur emploi n'est pas sans inconvénient pour le malade. Nous sommes encore loin des solutions préconisées par les auteurs allemands et qui donnent cependant de bons résultats comme le prouvent les observations publiées à la fin de ce travail.

M. le docteur Constantin Paul est le premier expérimentateur français qui ait conseillé les injections aux 1/20,000 et les résultats obtenus par lui sont très propres à encourager l'usage de cette médication; malheureusement les expériences ont été faites sur des malades de la ville et les observations non recueillies. C'est d'après les conseils de M. le docteur Paul, que nous avons prié MM. les docteurs Horteloup et Mauriac, de nous confier quelques malades à l'hôpital du Midi, pour les soumettre à la médication que nous venons d'indiquer. M. le docteur Barth (communication orale) a employé aussi les injections de sublimé pour quelques malades de sa clientèle; il se servait de doses un peu plus fortes, il est vrai, et en raison des bons résultats qu'il a obtenus, il m'a lui-même donné de bons encouragements lorsque je lui demandai son avis sur ce mode de traitement.

Si les injections telles que nous les employons ont trouvé de nombreux défenseurs, on leur a fait aussi quelques reproches. Ainsi, M. le docteur Guterbock demandait à M. Leistikow, à la Société des médecins de la Charité de Berlin, séance du 6 février 1882, si en raison du grand degré de dilution du sublimé, l'injection n'agirait pas seulement d'une façon mécanique, car les médecins belges obtiennent de bons résultats avec des injections d'eau. M. Fred. Ecklund dirige aussi quelques attaques contre les antiparasitaires employés dans la blennorrhagie. « J'ai fait quelques expériences pour étudier sous le microscope l'influence de quelques agents thérapeutiques, en usage général contre la blennorrhagie. Les injections communes légères, par exemple, d'une solution saturée d'acide borique, n'ont pas la moindre action, ni sur les gonococcus, ni sur l'ædiophyton dictyodes. Une solution (2 0/0) de nitrate d'argent n'exerce aucune influence visible sur les microbes en question.

Après l'addition abondante d'une solution aqueuse sursaturée de bichlorure de mercure corrosif (1° 10), à côté de la préparation, les gonococcus continuent encore pendant plusieurs heures leurs mouvements rotatoires et oscillatoires.

Après quelque temps, les mouvements cessent, mais l'ædiophyton dictyodes n'est pas du tout détruit par la solution sursaturée susdite.

Après l'addition directe à la préparation d'une gouttelette d'essence d'eucalyptus globulus sur les gonococcus eux-mêmes, les mouvements de ceux-ci discontinuent, mais je doute grandement de l'anéantissement de leur faculté de pulluler.

Je possède des préparations admirablement belles d'ædiophyton dictyodes conservées dans une solution d'iodoforme, dans l'essence d'eucalyptus globulus, et aussi dans du bichlorure de mercure corrosif (1° 10), c'est pourquoi je ne crois pas que ces solutions puissent empêcher le développement de l'ædiophyton dictyodes. »

Mais l'ædiophyton dictyodes, duquel la plupart des auteurs ne parlent pas, n'a qu'une action des plus hypothétiques dans le développement de la blennorrhagie, et nous devons surtout tenir compte du microbe de Neiser qui a été cultivé, inoculé et qui a dans ces conditions reproduit le mal dont on le considère comme seul agent spécifique. — De plus, M. Ecklund ne nous dit pas s'il a essayé les divers agents dont il parle, sur des microbes cultivés ou sur ces microorganismes dans le pus même de la blennorrhagie.

En effet, les conditions de vitalité peuvent ne pas être les mêmes dans ces différents cas ; il y a des blennorrhagies qui guérissent d'elles-mêmes en peu de temps, d'autres, comme nous l'avons vu, s'éternisent à l'état de blennorrhée et ne contiennent plus ou très peu de microbe, comme si les conditions qui faisaient du canal de l'urèthre un terrain de culture convenable avaient rapidement disparu.

Donc, il est possible que les injections au 1/20,000, suffisent à empêcher la pullulation des microbes dans le canal et soient impuissantes à l'attaquer lorsqu'on agit sur des bouillons de culture si bien appropriés au développement du microbe.

Neiser nous montre du reste quelle différence de vitalité présente le gonococcus suivant les milieux qu'on emploie. « Des micrococcus cultivés dans la gélatine de Koch ne se développaient pas quand ils étaient portés dans le sérum sanguin, tandis que je pouvais porter avec succès des micrococcus cultivés dans le sérum sanguin, dans la gélatine. Les micrococcus se développent lentement dans la gélatine à l'abri de l'air ; plus la gélatine est concentrée et épaisse, moins le développement est rapide. »

M. Leistikow a fait l'expérience suivante, que j'ai renouvelée, comme il est indiqué dans les observations qui suivent, n°s 4 et 13. Il examina le pus de 150 malades avant le traitement ; ce pus était riche en gonococcus. deux jours après, il y avait encore sécrétion purulente, mais cette dernière ne contenait plus de microorganismes. Ce qui tendrait à prouver que, comme le dit cet auteur, la solution qu'il emploie « possède le pouvoir d'empêcher le développement des bactéries de la chaudepisse ».

Voici comment nous instituons le traitement, tout en recommandant aux malades de prendre des tisanes ordonnées habituellement pendant la chaudepisse. Nous insistons sur les détails suivants :

§ II.

Les seringues qui seront employées, doivent être faites d'une matière sans action sur le sublimé. Il faut absolument proscrire les seringues en métal et donner la préférence aux instruments de verre ou de caoutchouc. Je n'ai pas essayé les irrigations continues préconisées par M. Diday, car outre que pour les malades ce système de lavage est difficile à mettre en pratique, je considère qu'on arrive à des résultats suffisamment rapides en procédant comme nous la conseillons.

Nous recommandons de faire, par jour, trois séances d'injections : une le matin à 7 heures, une à midi, une troisième au moment du coucher. Chaque séance se compose de trois injections : les deux premières, faites coup sur coup, sont destinées à balayer le canal de l'urèthre, la troisième doit rester en contact avec la muqueuse pendant environ une minute, comme on le conseille dans le traitement par les injections substitutives. Lorsque l'urèthre postérieure est malade, on pousse le liquide avec assez de force pour atteindre cette région ; c'est ainsi que procédait le malade de l'observation n° 1. Enfin je recommande aux malades d'uriner avant chaque séance, afin de débarrasser autant que possible le canal d'une façon efficace, de matières qui, repoussées par l'injection, pourraient avoir une action nuisible sur les parties plus éloignées de l'organe.

§ 3.

Nous avons traité de cette manière des blennhorragies aiguës, subaiguës et chroniques. Les résultats, ont été bons dans tous les cas.

Je n'ai jamais vu survenir de complications imputables au traitement : plusieurs malades, comme il est dit dans les observations n°s 1, 10, 11, 17, avaient des uréthrites profondes avec cystite du col, des prostatites ; non seulement les injections n'ont amené aucune complication, mais la guérison est survenue rapidement. Telle est, du reste, l'opinion de Leistikow, qui a vu disparaître rapidement, sous l'influence du traitement, des blennorrhagies compliquées d'orchite, etc. Enfin, ces injections ne déterminent aucune douleur, si ce n'est par action purement mécanique, lorsque l'affection est tout à fait à l'état aigu.

§ 4.

On ne saurait trop avec Listikow recommander aux malades de continuer le traitement une dizaine de jours encore, lorsque le mal semble complètement détruit. Nous avons vu, en étudiant les localisations, combien d'organes peuvent servir de refuge au microbe. Eh bien, en renonçant trop vite aux injections, si une partie du canal, quelque petite qu'elle soit, est encore prise, on ne tarde pas à voir les microbes pulluler de nouveau et l'écoulement reprendre son intensité première. Nous avons vu plusieurs faits de ce genre chez des malades qui sortaient de l'hôpital du Midi sitôt que la sécrétion de l'urèthre était complètement tarie et qui, malgré mes conseils, cessaient tout traitement une fois rentrés chez eux. Mais, lorsqu'on a soin de continuer les injections comme nous le disions plus haut, on arrive à une guérison complète, comme le prouvent les observations n°s 18, 19, 20, des malades qui ont été revus plusieurs semaines après la cessation de la médication, et chez lesquels tout est resté normal, malgré que plusieurs n'aient pris aucune précaution et se soient livrés à des excès.

M. le major Caillet, chargé du service des vénériens à l'hôpital militaire de Versailles, a soumis plusieurs malades aux injections de bichlorure, et les notes qui ont été recueillies à ce sujet par mon ami Brangier, attaché au service comme engagé conditionnel, me prouvent que la guérison s'est maintenue chez des sujets qui ont été revus un et deux mois après la cessation du traitement. Il est vrai que ces malades ne quittaient l'hôpital que plusieurs jours après la guérison apparente.

Voici la formule des injections :

Liqueur de Van Swiéten 10 grammes,
Eau distillée . . . . . . 190 »

OBSERVATIONS

OBSERVATION I.

Le 2 mai 1884, entre à l'hôpital du Midi, salle n° 8, lit n° 5, le nommé G..., jardinier.

Comme antécédents : fièvre typhoïde à 14 ans.

Le début de l'affection remonte à un mois (3 jours après le coït).

Le 3. Le gland est légèrement gonflé, surtout au niveau du méat, qui est rouge et sensible. À côté du frein, à gauche : chancre dur. Erections nocturnes nombreuses, déterminant de vives douleurs. A la miction également, douleurs très vives. — Depuis hier, les envies d'uriner sont fréquentes et très impérieuses.

L'écoulement est fort abondant et jaune verdâtre.

Traitement. — Tisane de chiendent. Injections de bichlorure

Le 4. Le malade vient d'uriner au moment où je l'examine, il prétend que l'écoulement est moins abondant. — Les mictions sont toujours douloureuses, mais moins fréquentes. — Gland et méat revenus tout à fait à l'état normal.

Le 5. Le malade n'a pas uriné depuis minuit, il a pris une injection il y a deux heures; il m'est impossible de faire sourdre *la moindre goutte.* — Il n'est pas allé à la garde-robe depuis deux jours, et dit avoir eu de la fièvre hier soir et dans la nuit. Il se présente fréquemment à la garde-robe sans résultat (ténesme rectal), et éprouve une sensation de pesanteur douloureuse au niveau de l'anus et du périnée. Je pratique le toucher et constate que la prostate est tuméfiée et très sensible.

Traitement. —Bain, et toujours : Tisane. Injections.

Le 6. Pas d'écoulement, même état du côté des accidents prostatiques.

Le 7. Même état.

Traitement. — Bain. Tisane et injections.

Le 8. La nuit a été bonne et sans fièvre. — Plus de ténesme. Encore quelques douleurs aux mictions, qui ne sont pas augmentées de fréquence. — Pas d'érections, pas d'écoulement.

Le 9 et 10. Même état.

Le 11 et 12. Tout est revenu à l'état normal.

Le 13. Même état.

Le 15. Le malade quitte l'hôpital.

Observation II.

Le 20 mai, entre à la salle 9, lit n° 4, le nommé A... (Louis), cuisinier.

Le 20. Le malade est robuste ; a eu la syphilis il y a trois ans ; une première blennorrhagie en 1869, une deuxième en juillet 1881.

Le 7 septembre 1881 il sort de l'hôpital (où il était venu pour sa syphilis) complètement guéri de tout écoulement.

Il a la chaudepisse depuis deux mois : peu douloureuse. — La verge est gonflée, le prépuce court, très œdématié, surtout à la partie inférieure, comprime la base du gland, qui est ramené en avant, ce qui donne à l'organe la forme d'une pipe. — Lymphangite à la partie supérieure de la verge. — On sent très distinctement les bords de la prostate, sans déterminer de douleur. — Pas de douleurs à la miction, pas d'érections pénibles, écoulement clair, abondant.

Traitement.

Le 23. Plus d'écoulement ni aucune souffrance.

Le 26. La guérison s'est maintenue, le malade sort.

Observation III.

Le 12 avril, entre à la salle n° 9 le nommé L... (Charles), employé de commerce.

Ce malade, entré à l'hôpital pour des accidents syphilitiques roséole confluente sur le tronc et les bras), a eu une première chaudepisse en 1877 qui dura trois mois. Une deuxième, il y a un peu plus d'un an, elle dura cinq mois. Il est repris depuis cinq semaines. — Ce malade m'est confié le 7 mai.

Le 7. Prépuce œdématié, méat violacé, écoulement très abondant, jaune verdâtre, érections nocturnes rares et peu douloureuses, peu de souffrances en urinant. — *Traitement :* Tisane de chiendent. Injections.

Le 8. Écoulement moins abondant.

Le 9. Le prépuce est encore gros, le gland est revenu à l'état normal. En se réveillant, le malade n'a pu faire sourdre qu'une petite goutte très claire. Il y a trois heures qu'il n'a uriné, je ne trouve pas trace d'écoulement.

Le 12. L'aspect de la verge est tout à fait normal. — Petite goutte matinale très claire.

Le 13. La goutte matinale a disparu. — Le malade ne souffre plus du tout : sa chaudepisse paraît complètement guérie.

Le 15. Même état, le malade sort demain.

Observation IV.

Le 6 mai 1884, entre à la salle 8, lit n° 26, le nommé L... (Alexandre), tripier.

Le 7. Ce malade est robuste, il a eu une première blennorrhagie à 16 ans, elle dura quatre mois. Il est pris depuis huit jours (trois jours après le coït). Le gland est tuméfiée, le méat très rouge et sensible. L'écoulement très abondant, jaune verdâtre. Érections douloureuses et fréquentes. Grand sentiment de cuisson pendant la miction.

L'examen du pus fait constater la présence de nombreux coccus.

Traitement. — Tisane, injections.

Le 8. L'inflammation du gland a diminué. L'écoulement est moins abondant, mêmes autres phénomènes.

Le 9. Je constate que l'écoulement est beaucoup moins abondant. L'examen microscopique du pus, fait avec soin nous fait voir que les coccus ont disparu.

Le 10. Gland revenu à l'état normal, écoulement à peine

appréciable, miction peu douloureuse, érections nocturnes encore pénibles.

Le 12. Les phénomènes douloureux ont disparu, plus d'écoulements.

Le 15. Tout est revenu à l'état normal, le malade sort.

Observation V.

Le 26 avril 1884, entre à la salle 9, lit nº 27, le nommé B... (Pierre), cocher.

Ce malade, qui paraît robuste, a eu des rhumatismes à 14 ans, et la variole à 26,

La blennorrhagie a débuté il y a environ 10 jours : traitement en ville par injections et copahu. — Il y a 6 jours, le malade a vu sa verge s'œdématier, et depuis 4 jours elle est repliée sur elle-même. Actuellement, elle présente une incurvation qui fait que le gland se trouve porté en haut presque perpendiculairement à la verge, ce qui gêne la miction et la prolonge. — Nous attendons la diminution de ces phénomènes pour commencer le traitement.

Le 9. Érections et mictions douloureuses. De plus, on constate de la douleur sur le cordon spermatique, Ecoulement jaune verdâtre abondant.

Traitement : Tisane, injections.

Le 10. L'état de la verge s'est amélioré, mais l'écoulement est aussi intense.

Traitement : Injections, tisane.

Le 13. Ecoulement moins épais. Erections et mictions sans douleurs. L'œdème de la verge diminue toujours.

Le 14. Ecoulement presque nul.

Le 19. Tout est revenu à l'état normal, le malade sort.

Observation VI.

Le 6 mai, entre à la salle nº9, lit nº 22, le nommé J... (Etienne), employé de commerce, âgé de 30 ans,

Le 7. Ce malade, habituellement bien portant, a eu à 24 ans une première attaque de rhumatisme : quelques autres sont survenues depuis. Il a la chaudepisse depuis un mois. Au début, érections et mictions douloureuses : ces phénomènes ont presque disparu. Il s'est traité chez lui par le copahu et les injections de sulfate de zinc. L'écoulement est abondant, jaune vert.

Traitement : Injections, tisane.

Le 8. L'écoulement a diminué.

Le 9. Ce matin, au réveil : seulement une petite goutte. Le malade n'a pas uriné depuis deux heures, il m est impossible de trouver la moindre trace d'écoulement.

Le 12. Très petite goutte matinale.

Le 14. Plus rien.

Le 15. La guérison se maintient, le malade sort demain.

Observation VII.

Le 26 avril entre à la salle nº 11, lit nº 13, le nommé L... (Charles), employé de commerce, âgé de 27 ans.

Comme antécédents : attaque de rhumatisme en Afrique. Deux fièvre typhoïdes, 1879 et 1882. En Afrique : fièvre intermittente type quotidien, il a été souvent repris depuis.

Depuis un mois, il a deux chancres au niveau du frein, dont le fond est grisâtre et la sécrétion purulente. Bubon ouvert cinq jours après l'entrée. Blennorrhagie depuis le 1er août.

Le 7 mai. Au début de l'écoulement : vives douleurs pendant les érections et la miction. Le malade s'est traité chez lui par les injections au sulfote de zinc et le copahu. Aujourd'hui : goutte matinale considérable.

Traitement : Injections, tisane.

Le malade me dit que la goutte matinale était à peine appréciable au réveil.

Le 10. Il est 10 heures, le malade n'a pas uriné depuis hier soir 9 heures, je ne trouve pas la moindre trace d'écoulement.

Le 13. Même état, le malade sort.

Observation VIII.

Le 13 mai, entre à l'hôpital du Midi, salle n° 8, lit n° 30, le nommé M... (Félix), garçon marchand de vins, âgé de 19 ans.

Comme antécédents morbides : fièvre muqueuse il y a cinq ans.

Il a été pris le 2 mai. Le méat est très rouge, le gland gonflé, le prépuce œdématié. Erections et mictions très douloureuses.

Traitement : Injections, tisane.

Le 14. Etat de la verge amélioré, écoulement moins abondant.

Le 19. Les phénomènes douloureux ont disparu. L'aspect de la verge est normal. Goutte matinale seulement.

Le 21. La goutte a disparu, le malade sort.

Observation IX.

Le 13 mai, entre à l'hôpital du Midi, salle n° 6, lit n° 20, le nommé V..., étudiant, âgé de 19 ans.

Il est malade depuis le 1er mai (7 ou 8 jours après le coït). Gland très rouge et sensible, au méat surtout. Pas d'érections. Fortes douleurs à la miction. Ecoulement très abondant jaune verdâtre.

Traitement : Injections, tisane.

Le 16. Aspect de la verge normal, très peu d'écoulement.

Le 19. Plus rien, le malade sort.

Observation X.

Le 16 avril, entre à l'hôpital du Midi le nommé M., charretier, âgé de 30 ans. Salle 11, lit n° 17.

Pas d'antécédents morbides.

Blennorrhagie depuis le 24 mars (8 jours après le coït), il est entré à l'hôpital pour une orchite double avec funiculite.

Le 23. L'orchite est guérie, les phénomènes inflammatoires

du début ont disparu. L'écoulement est jaune et abondant.

Depuis deux jours, le malade voit apparaître une goutte de sang à la fin de la miction.

Traitement : Injections, tisane.

Le 26. Goutte matinale seulement, plus de sang après la miction.

Le 29. Plus rien, le malade sort.

Observation XI.

Le 6 mai 1884, entre à la salle n° 6, lit n° 5, le nommé M. Paul, garçon de café, âgé de 19 ans.

Il est petit et faible (sommet droit tuberculeux) ; a eu la fièvre typhoïde au mois de janvier dernier. Il contracta, il y a un mois et demi, une blennorrhagie soignée par le copahu et le sulfate de zinc. Elle revenait sous l'influence du moindre excès. Il est repris depuis 20 jours (3 jours après le coït). Balanite intense; pas d'érections; mictions très douloureuses, surtout au niveau de l'urèthre postérieur; depuis quelques jours quelques gouttes de sang à la fin de la miction. Ecoulement jaune vert, abondant.

Traitement : Injections, tisane, solution de nitrate d'argent pour la balanite.

Le 8. Ecoulement peu abondant, phénomènes inflammatoires très atténués.

Le 10. Goutte matinale; plus de phénomènes douloureux; balanite presque guérie.

Le 15. Plus d'écoulement : tout est normal.

Le 19. La guérison se maintient, le malade sort.

Observation XII.

Le 2 mai 1884, entre à la salle n° 6, lit n° 6, le nommé V..., artiste lyrique, âgé de 21 ans.

Le malade est fort et n'a pas eu d'affection antérieure.

L'affection a débuté le 29 avril (3 jours après le coït). Prépuce œdématié, gland très enflammé; érections et miction très douloureuses ; écoulement très abondant jaune verdâtre ; besoins d'uriner fréquents (8 fois cette nuit).

Traitement : Injections, tisane.

Le 4. Ecoulement moins considérable; il a uriné 7 fois cette nuit.

Le 6. L'aspect de la verge est normal; presque plus d'écoulement; les phénomènes douloureux ont disparu. Le malade a uriné 2 fois pendant la nuit : la 2me fois, une goutte de sang à la fin.

Le 7. Pas trace d'écoulement; deux mictions pendant la nuit plus de sang.

Le 10. Même état.

Le 12. Le malade sort.

Observation XIII.

Le 9 mai 1884, entre à l'hôpital du Midi, salle n° 6, lit n° 15, le nommé R..., garçon de salle, âgé de 23 ans.

Ce malade paraît faible, mais je ne trouve, comme affection antérieure, qu'une 1re blennorrhagie, contractée il y a un an, et qui dura deux mois.

Il est malade depuis deux jours (trois jours après le coït). Le méat est très enflammé, le reste de la verge est normal. Erection et mictions très peu douloureuses. Ecoulement abondant, verdâtre. L'examen microscopique montre la présence de nombreux gonococcus.

Traitement : Tisane, injections.

Le 12. Presque plus d'écoulement.

Le 13. Petite goutte matinale; plus de phénomènes douloureux. Le pus est de nouveau examiné : les coccus ont disparu.

Le 16. Même état.

Le 19. Le malade ne voit plus rien depuis deux jours; il sort.

Observation XIV.

Le 9 mai 1884, entre à l'hôpital du Midi, salle n° 6, lit n° 37, le nommé C., employé de commerce, âgé de 30 ans.

Pas d'affection antérieure.

Malade depuis deux mois (trois jours après le coït), a pris chez lui du copahu et des injections de sulfate de zinc.

L'aspect de la verge est normal; érection et miction sans douleurs; écoulement abondant, jaunâtre.

Traitement : Injections, tisane.

Le 12. Depuis hier soir, plus d'écoulement.

Le 15. Même état, le malade sort.

Observation XV.

Le nommé H... (Dominique), âgé de 24 ans, journalier, entre à l'hôpital du Midi le 17 mai, salle n° 10, lit n° 18.

Pas d'affection antérieure.

Malade depuis trois semaines, il a pris chez lui de la tisane de chiendent et des injections d'eau. Orchite à droite depuis huit jours. Guérison de l'orchite le 27 mai.

Le 27. Etat de la verge normal, érections et mictions peu douloureuses, écoulement jaunâtre abondant.

Traitement : Injections, tisane.

Le 29. Plus de phénomènes douloureux; goutte matinale seulement.

Le 30. Le malade n'a rien vu ce matin et quitte l'hôpital.

Observation XVI.

Le 7 mai 1884, entre à l'hôpital du Midi, salle 7, lit n° 12, le nommé C... (Pierre), âgé de 36 ans, cocher.

Le malade, comme antécédents morbides, a eu des rhumatismes il y a trois ans; quelques nouvelles poussées depuis; une première blennorrhagie il y a quatre ans : elle dura six semaines et fut compliquée d'orchite.

Le 8. Le malade coule depuis cinq jours (huit jours après le coït) : gland tuméfié, méat rouge et sensible, miction et érection très douloureuses; écoulement abondant verdâtre.

Traitement : Tisane, injections.

Le 10. Même état.

Le 12. Les phénomènes douloureux ont disparu ; écoulement peu considérable.

Le 13. Goutte matinale.

Le 23. Jusqu'à aujourd'hui, la goutte matinale s'est maintenue, ce matin tout est normal.

Le 26. La guérison se maintient, le malade sort.

Observation XVII.

Le 29 avril 1884, entre à l'hôpital du Midi, salle 7, lit 2, le nommé Théodore M..., employé, âgé de 27 ans.

Le 3. Le malade a eu souvent des attaques de rhumatismes. Il est malade depuis dix jours (neuf jours après le coït); érection et miction très douloureuses. Les besoins d'uriner irrésistibles et nombreux (de midi à 6 heures du matin, 27 fois), et cela depuis le commencement de l'affection. Les dernières gouttes d'urine renferment une quantité de pus.

Traitement : Tisane, chiendent.

Le 4. Les phénomènes inflammatoires ont un peu diminué; la nuit dernière le malade n'a uriné que quatre fois (10 heures du soir à 7 heures du matin).

Le 7. Ecoulement toujours abondant, plus de phénomènes inflammatoires, le malade a uriné sept fois en 24 heures.

Le 12. Jusqu'à ce jour, pas d'amélioration sensible. Aujourd'hui, goutte matinale seulement. Le malade a uriné deux fois pendant la nuit.

Le 15. Petite goutte matinale seulement. Tous les autres phénomènes ont disparu.

Le 19. Le malade ne voit plus rien et sort.

Observation XVIII.

X..., étudiant en médecine, 24 ans, contracte une blennorrhagie le 5 mars. Le 17, il se soumet au traitement par le bichlorure. Le 19, toute trace d'écoulement a disparu. Sur mon conseil, il cesse le traitement le 21. Le 25, la sécrétion blennorrhagique avait repris toute son intensité, moins les phénomènes inflammatoires du début. Alors il reprend le traitement; trois jours apres l'écoulement disparaît de nouveau. X..., après cette guérison apparente, continue encore le traitement pendant dix jours, en ne faisant alors que deux séances d'injections par jour, une le matin et une le soir.

La guérison fut alors complète, et s'est maintenue depuis ce moment : je le revis la dernière fois dans les derniers jours de juin.

Observation XIX.

X..., étudiant en médecine, 21 ans, contracte une blennorrhagie le 2 avril. Comme traitement, il prit de la tisane et de l'eau de goudron jusqu'au 15. C'est alors qu'il eut recours aux injections de bichlorure de mercure. Le 21, la guérison paraissait complète. Il continua alors le traitement en ne prenant que deux injections par jour jusqu'au 2 mai.

A la fin de mai, la guérison s'était absolument maintenue.

Observation XX.

X..., employé de commerce, 37 ans, avait une blennorrhagie depuis le 4 août 1883. Le 3 mai 1884, époque où il commença le traitement, il n'éprouvait plus aucune douleur, mais l'écoulement était encore considérable et apparaissait sitôt que le malade restait quelques heures sans uriner. Le 7 mai, il ne restait plus qu'une goutte matinale, qui disparut le 12. Le traitement fut continué (à deux séances par jour seulement, jusqu'au 25 du même mois). A la fin de juin, je revoyais le malade et m'assurais que la guérison s'était maintenue.

CONCLUSIONS

1° La blennorrhagie est une affection parasitaire.

2° C'est à la présence du microbe décrit par Neisser que les différentes manifestations de la blennorrhagie doivent leurs caractères spéciaux.

3° Le pus spécifique peut seul déterminer l'affection.

4° Si les écoulements anciens cessent quelquefois d'être contagieux, cela tient à ce que le microbe n'existe plus dans la sécrétion. Il peut dans ce cas se trouver localisé à quelque glandule de l'urèthre, où il demeure à l'état latent, jusqu'au moment où la muqueuse de l'urèthre, venant à être modifiée (par suite d'excès par exemple), redevient un terrain favorable au développement du microbe, qui se remet à pulluler.

5° La blennorrhagie étant une affection parasitaire, c'est aux substances qui ont à un haut degré le pouvoir de détruire les microbes qu'il faut avoir recours dans son traitement.

6° Le sublimé employé à la dose de 1/20000 donne de très bons résultats ; et à cet état de dilution ne peut avoir les inconvénients qu'on a reprochés à la plupart des injections uréthrales.

INDEX BIBLIOGRAPHIQUE

FOURNIER. — Art. Blennorrhagie, du Dict. de Jaccoud.

ROLLET. — Art. Blennorrhagie, du Dict. encycl.

GOSSELIN. — Clin. chir. de la Charité, 3e éd., 1879.

HALLOPEAU. — Tr. élément. de pathol. gén., 1884.

REGNIER DE GRAAF. — De mulierum organis generationi inservientibus.

ASTRUC. — Tr. des mal. vénér., 3e éd., 1755.

JOUSSEAUME. — Th. de Paris, 1862.

WEISS. — Th. de Nancy, 1879.

JULLIEN. — Tr. prat. des mal. vénér.

SALISBURY. — De la présence d'une végétation algoïde dans la gonorrhée (Gaz. méd. de Lyon, p. 167, 1878).

BONNIÈRE. — Précis histologique de la blennorrhagie virulente. Paris, 1873.

Fred. EKCLUND. — Note sur les microbes de la blennorrhagie (Ann. de dermatol., 1882, p. 541).

ROSOLMIOS. — Considérations sur la nature de la blennorrhagie (Ann. de dermatol., 1883).

ARNAUD. — Th. de Paris, 1884.

ARNIG. — De la présence de gonococcus dans la Bartholinite (Ann. de derm. et syph., 5e année).

E. VÉLANDER. — Sur le micrococcus spécifique de la blennorrhagie (Hygiea, n° 45, p. 12).

ESCHBAUM. — Le microbe de la blennorrhagie (Archives générales de médecine, avril 1884).

NEISSER. — Ueber eine der Gonorrhœ eigenthumliche Micrococcuform (Centralblatt für die medicin. Wissenschaften, 1879.

— Die Micrococcen der Gonorrhœ (Deutsch. med. Wochenschrift, 1882).

BOCKHARDT. — Beiträge zur Ætiologie und Pathologie des Harnröhrstrippurs (Vierteljahr f. Dermat. und Syphilis, 1883).

LEISTIKOW. — Ueber Bacterien bei den venerischen Krankheiten.

PETRONE. — Sulla natura parasitaria dell'artrite Blennorragica (Rivista clinica, 1883).

BOKAI. — Ueber Contagium der acuten Blennorrhœ (Allgmeine med. Central Zeitung).

AUFRECHT. — Pathologische Mittheilungen.

Georg. RUCKER. — Ueber Polyarthritis gonorrhoïca.

EHRLICH. — Ueber das Methylenblau und seine klinischbakterioskopische Verwendung (Zeitschr. f. klin. Medicin., I, II, p. 70-81.

J. HIRSCHBERG UND KRAUSE. — Zur Pathologie der ansteckenden Augenkrankheiten (Centralbl. f. pract. Augenheilkunde, sep. 1881).

SATTLER, HIRSCHBERG, LEBER. — Sitzungsberichte über die dreizehnte Versammlung der ophthalmologischen Gesellschaft (Heidelberg, 1881).

Paris. — A. PARENT, imprimeur de la Faculté de médecine, A. DAVY, successeur, 52, rue Madame et rue Monsieur-le-Prince, 14.

www.ingramcontent.com/pod-product-compliance
Ingram Content Group UK Ltd.
Pitfield, Milton Keynes, MK11 3LW, UK
UKHW020348180726
13839UKWH00002B/995